Gibt es Generationengerechtigkeit?

Gibt es Generationengerechtigkeit?

Marianne und Reinhard Kopp

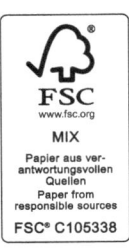

FSC
www.fsc.org
MIX
Papier aus ver-
antwortungsvollen
Quellen
Paper from
responsible sources
FSC® C105338

Wegen der besseren Lesbarkeit wird bei Personenbezeichnungen und personenbezogenen Hauptwörtern in diesem Buch hauptsächlich die männliche Form verwendet. Entsprechende Begriffe gelten im Sinne der Gleichbehandlung grundsätzlich für alle Geschlechter. Die verkürzte Form hat rein schreibtechnische Gründe und beinhaltet keine Wertung.

Bibliografische Information der Deutschen Nationalbibliothek:
Die Deutsche Nationalbibliothek verzeichnet diese Publikation in der Deutschen Nationalbibliografie; detaillierte bibliografische Daten sind im Internet über http://dnb.dnb.de abrufbar.

© 2022 Marianne und Reinhard Kopp

Titelbild: Svenja Kotte

Edition GroßelternAkademie

Herstellung und Verlag: BoD – Books on Demand, Norderstedt

ISBN: 978-3-7562-4643-4

Unsern Enkeln Finn, Svenja und Tian

Für euch und alle Heranwachsenden ist es dringend gebo-
ten, dass auch wir Großeltern unsern aktiven Teil leisten,
um euch die Erde in ihrer Schönheit und Biodiversität le-
bens- und entdeckenswert zu hinterlassen.

DAS IDEAL

Ja, das möchste:
Eine Villa im Grünen mit großer Terrasse,
vorn die Ostsee, hinten die Friedrichstraße;
mit schöner Aussicht, ländlich-mondän,
vom Badezimmer ist die Zugspitze zu sehn
aber abends zum Kino hast dus nicht weit.
Das Ganze schlicht, voller Bescheidenheit:

Neun Zimmer - nein, doch lieber zehn!
Ein Dachgarten, wo die Eichen drauf stehn,
Radio, Zentralheizung, Vakuum,
eine Dienerschaft, gut gezogen und stumm,
eine süße Frau voller Rasse und Verve
(und eine fürs Wochenend, zur Reserve) ,
eine Bibliothek und drumherum
Einsamkeit und Hummelgesumm.

Im Stall: Zwei Ponies, vier Vollbluthengste,
acht Autos, Motorrad - alles lenkste
natürlich selber - das wär ja gelacht!
Und zwischendurch gehst du auf Hochwildjagd.

Ja, und das hab ich ganz vergessen:
Prima Küche - erstes Essen
alte Weine aus schönem Pokal
und egalweg bleibst du dünn wie ein Aal.
Und Geld. Und an Schmuck eine richtige Portion.

Und noch 'ne Million und noch 'ne Million.
Und Reisen. Und fröhliche Lebensbuntheit.
Und famose Kinder. Und ewige Gesundheit.

Ja, das möchste!

Aber, wie das so ist hienieden:
manchmal scheints so, als sei es beschieden
nur pöapö, das irdische Glück.
Immer fehlt dir irgendein Stück.
Hast du Geld, dann hast du nicht Käten;
hast du die Frau, dann fehln dir Moneten -
hast du die Geisha, dann stört dich der Fächer:
bald fehlt uns der Wein, bald fehlt uns der Becher.

Etwas ist immer.
Tröste dich.

Jedes Glück hat einen kleinen Stich.
Wir möchten so viel: Haben. Sein. Und gelten.
Daß einer alles hat:
das ist selten.
Kurt Tucholsky,

ALS WIR DIESES BUCH PLANTEN

Als wir dieses Buch planten, war von einem Krieg in der Ukraine noch längst keine Rede, aber vom Kampf gegen den Klimawandel. Als wir uns entschlossen, der Frage nach der Generationengerechtigkeit nachzugehen, geschah das aus positiver Neugier. Es ging uns nicht darum, andern nachzuweisen, dass sie falsch lagen. Als wir dieses Buch planten, wollten wir dem Ganzen auf eigene Faust nachspüren: der Klimakrise, dem Generationenkonflikt. Wir bezweckten für uns und auf eigene Art Antworten herausfinden, die zufriedenstellend und nicht plakativ waren. Als wir dieses Buch planten, hatten wir vor allem die Enkelgeneration im Sinn. Wir haben uns als GroßelternAkademie vor mehr als zehn Jahren auf den Weg gemacht herauszufinden, was denn das Besondere am Großeltern-Enkelverhältnis sei und wie Großeltern in heutigen Zeiten ihre Rolle für sich und ihre Enkel zufriedenstellend ausfüllen könnten.

Das Thema Klima und die damit verbundene Krise ließen wir zunächst bewusst außen vor in der Annahme, andere seien zuständiger und kompetenter. Wir gehörten zu denen, die sich zu Beginn der Klimastreiks gehörig über die jungen Menschen echauffierten. Wir klatschen innerlich denen Beifall, die diese Demonstranten arbeiten oder auf die Schulbank schicken wollten, anstatt dass sie schreiend die Straßen blockierten.

Unsere Kritik hat sich im Laufe der Zeit dahingehend gewandelt, dass wir inhaltlich mit vielen Forderungen übereinstimmen, jedoch manche Art und Weise dieser Proteste ablehnen. (Es wird kein Auto- oder LKW-Fahrer „bekehrt", wenn auf dem Asphalt festgeklebte Demonstranten die Straße blockieren.) Um uns ein eigenes Urteil bilden zu können, haben wir uns informiert, Bücher gelesen, Workshops besucht. Schließlich sind wir zu der Einsicht gelangt: Es muss sich nicht nur etwas, sondern fast alles ändern, aber pronto! Ansonsten werden unsere Enkel, spätestens unsere Urenkel auf diesem ruinierten Planeten keine Lebensgrundlage mehr haben.

Die fetten Jahre sind vorbei und zwar endgültig

Nein, uns hat es nie gereizt, unseren Ruhestand im bequemen Rentner-Wohlstandsleben zu verbringen wie die Senioren vergangener Jahrzehnte, obwohl diese Freiheit im Alter durchaus ihre Vorzüge hatte: tun und lassen können, was beliebte. Seinen Tag frei einzuteilen, ohne finanzielle Sorgen. Fahren, wohin man wollte, Urlaub, wann und wo es einem behagte. Ins Auto steigen oder das Flugzeug nehmen, ein Ferienhaus im Süden, wo es sich bequem überwintern ließ oder mal eine Kaffeefahrt mitmachen.

Was waren die Rentner von vor wenigen Jahren für eine beneidenswerte Bevölkerungsgruppe. Sie ließen sich beim Arzt die neue Hüfte verschreiben, weil ihnen diese Leistung zustand, respektive die Knie oder was sonst in Schieflage geraten war. Sie fuhren danach erstmal in die Reha und im gleichen Jahr noch zur Kur. Das war alles möglich, machbar und gehörte zu einem bequemen Rentnerleben dazu.

Keine Rentnergeneration hatte es so gut wie diese und niemals mehr wird eine Rentnergeneration ihren Ruhestand in so vollen Zügen genießen können.

Aber damit ist jetzt Schluss

Das mit dem Autofahren vermiest uns die junge Generation immer mehr, vom Fliegen ganz zu schweigen. Das Ferienhaus oder die Ferienwohnung im Süden leisten sich nur die bestens Betuchten. Die neue Hüfte gibt es zwar noch, doch die Kur ist meistens gestrichen.

Es hat sich in den letzten Jahren und Jahrzehnten so grundlegend viel verändert, dass es uns Älteren fast den Atem verschlägt. Der Umgang der Generationen miteinander, die Familienkonstellationen, die Digitalisierung, der Klimawandel.

Seitdem die jungen Menschen demonstrieren, dreht sich alles um das 1,5 Grad Ziel und den CO_2-Fußabdruck. Man bekommt den Eindruck, die jungen Menschen lehnen unsere Welt, unsern vertrauten Lebensstil – und damit auch uns – ab. Sie verlangen radikale Veränderungen, wir dagegen wünschen, dass alles so weiterläuft wie bisher, in seinen geordneten Bahnen, wie wir sie gewohnt waren. Unsere Wünsche laufen konträr zu denen der jungen Generation, der es nicht schnell genug geht mit dem Kohleausstieg. Die vehement die Abschaffung von Plastik fordert, den Baustopp neuer Straßen und Autobahnen wegen der zunehmenden Flächenversiegelung. Die sogar den Bau neuer Eigenheime ablehnt, weil sonst die Landschaft weiter zersiedelt wird, die das Fliegen ächtet – wer von uns Großeltern versteht da noch die Welt? Anstatt dankbar zu sein für das, was wir geleistet haben, machen sie uns Vorwürfe!

Seien wir mal ehrlich, die meisten von uns hat das Gerede vom Klimawandel doch eher mäßig tangiert, kaum einer fand es öffentlich beklagenswert, dass Tier- und Pflanzenarten aussterben. Wir werden meistens erst aktiv, wenn es unsere eigene Substanz betrifft, uns persönlich Nachteile entstehen. Solange Hochwasser, Krieg, Waldsterben und Klimaveränderung uns nicht persönlich betreffen, sehen die meisten von uns doch keinen Grund, aus dem Sessel aufzustehen.

Genau das gilt es zu ändern und zwar schleunigst.

Sonst sind wir raus. Raus aus der Diskussion, aus der Präsenz, verschwunden aus dem Bewusstsein der jüngeren Menschen. Wie schnell das geht, zeigen gegenwärtig einige Koalitionsverträge verschiedener deutscher Bundesländer, worin Senioren gar nicht mehr vorkommen, wenn, dann nur in Sachen Pflege. Wollen wir ins öffentliche Bewusstsein zurück, müssen WIR etwas ändern, und zwar unverzüglich. Darüber schreiben wir in diesem Buch.

Verstehen wir die Welt nicht mehr?

Wir haben es mit unserer Nachkriegs-Wohlstandstradition weit gebracht: Haus abbezahlt, Firma aufgebaut, Auto in der Garage und alles, was der normale Mittelstand sich an Privilegien geschaffen hat. Und dann grätschen die jungen Leute in unser großelterliches Wohlbefinden: minimalistisch veranlagt, Avocado und Tofu statt Sonntagsbraten. Sie fordern, die Massentierhaltung abzuschaffen, weil sonst zu viel CO_2 und Methan in die Atmosphäre gelangen. Junge Menschen, die sich in Bäumen einnisten, um zu verhindern, dass sie einem neuen Kohlerevier zum Opfer fallen, die auf Wind- und Solar- statt auf Kernenergie setzen. Die dafür sorgen, dass innerstädtische Fahrspuren zu Radwegen umfunktioniert werden, das Parken in der Stadt immer teurer wird und Opa den Besuch beim Facharzt aufgrund gestiegener Parkgebühren in seiner Geldbörse merkt.

Stehen wir uns als Jung und Alt auf verschiedenen Eisschollen der abschmelzenden Pole gegenüber und driften immer weiter auseinander? Haben wir Älteren uns, wie auf dem Titelbild zu sehen, drei Erden unter den Nagel gerissen und übrig bleibt nur noch – symbolisch gesehen – eine halbe für die nachfolgenden Generationen?

Früher waren Kinder die Altersversicherung wie die Familie überhaupt, die Angehörigen, die Großfamilie. Heute wird diese Verantwortung an die Sozialkassen ausgelagert, die Rente und die Pflege. Leider funktioniert dieses Prinzip nicht mehr wie geschmiert, im Gegenteil, es holpert tüchtig. Denn immer mehr Rentner und pflegebedürftige Hochbetagte kommen auf immer weniger junge Menschen. Die Alterspyramide hat sich umgedreht. Jetzt bilden die Alten die breite Basis und die Jungen die Spitze. Das kann nicht funktionieren. Darum müssen die Erwartungen beider Generationen den neuen Realitäten angepasst werden. Wir Alten müssen uns von Ansprüchen, wie sie sich die eigenen alten Eltern erlaubten, verabschieden. Sonst bricht unsere Gesellschaft auseinander und Generationengerechtigkeit wird zum Mythos. Denn wir leben in einer anderen Zeit als unsere Vorfahren. Heute haben die meisten Frauen eine eigene Erwerbsbiografie, sind finanziell unabhängig und rentenmäßig abgesichert. Erziehungsurlaube und Kinderbetreuungsangebote helfen, Familie und Beruf zu vereinbaren.

Sexualaufklärung und freier Zugang zu Verhütungsmitteln haben Auswirkungen auf die Demografie. Frauen bekommen, wenn überhaupt, verhältnismäßig spät Kinder. Kinder ab Mitte dreißig zu bekommen ist heute keine Seltenheit mehr.

„Die Geschäftsgrundlage für den Generationenvertrag hat sich geändert", stellt der Autor Jörg Tremmel fest. Es sei geboten, diesen Vertrag der neuen Lage anzupassen. Das bedeutet, wir Älteren haben unseren Beitrag zu leisten und unsere Ansprüche zu überdenken.

Jörg Tremmel weiter: „Eine Diktatur der Senioren und Senilen droht in dem Fall, dass die Alten egoistisch die Interessen anderer Generationen zu kurz kommen lassen."

Damit bringt er für uns Senioren die nächste schmerzliche Erkenntnis: Vieles scheint nicht mehr zu stimmen, ist nicht mehr wie es war. Das bedeutet: Wir brauchen ein neues Miteinander der Generationen.

Wir sind alle Kinder unserer Zeit

Jeder handelt deshalb aus diesem Verständnis heraus. Wir stellen gegenwärtig fest, wie sich unsere Sprache immer mehr verändert. Beispielsweise wird meistens gegendert. Die Schulschrift hat sich verändert wie die Schule überhaupt. Nur selten stehen junge Menschen in den öffentlichen Verkehrsmitteln auf und bieten Älteren ihren Platz an. Die Familienkonstellationen haben sich geändert und sind gesetzlich neu verankert: dass gleichgeschlechtliche Paare heiraten, ist schon nichts Außergewöhnliches mehr. In der Jugendzeit unserer Eltern war das noch ein Straftatbestand. Unsere Enkel hantieren mit Handy, Tablet und Co., als seien sie damit auf die Welt gekommen. Zumindest aufgewachsen sind sie mit diesen Geräten, weshalb sie keine psychische Barriere im Umgang damit kennen wie unsereins. Wer von Ihnen wurde früher mit dem Auto fast bis ins Klassenzimmer gefahren? Wessen Eltern drohten damals mit dem Anwalt, weil der faule Filius seine Mathearbeit verhauen hatte und deshalb eine miese Zeugnisnote drohte? Sie könnten die Aufzählung sicher fortsetzen. Aber halt, nicht vergessen, jede Zeit ist für ihre Generation eine „normale" Zeit.

Bestandswahrung anstatt Veränderung?

Sind Ihnen folgende Sätze auch schon über die Lippen gekommen? „Das geht nicht." Oder in Bezug auf den Klimawandel: „Alles nur Panikmache!" Lautet Ihr Redebeitrag im Verein, der Kirchengemeinde, der Familie: „Lasst es doch, wie es war"? Junge Menschen bekommen dadurch den Eindruck, wir Älteren sind auf Bestandswahrung aus, anstatt kleine Veränderungen zu akzeptieren.

Kein Wunder, wenn Ältere als festgefahren und engstirnig dastehen. Um das zu kaschieren, debattieren Senioren arrogant, von oben herab. „Werde nur mal älter", sagen alte Menschen und vergessen, wie sehr sie diesen Satz aus dem Munde ihrer Großeltern seinerzeit gehasst haben. Dieser vermeintliche „Altersbonus" ist ein Totschlagargument gegenüber den Enkeln und bringt uns keinesfalls mehr Respekt, eher Mitleid oder Abneigung. Wer sich auf seinen Jahren argumentativ ausruhen möchte, rutscht unweigerlich in eine Funktionärsmentalität. Ein flexibles, auf gegenseitige Achtung gegründetes Miteinander ist dann nur schwer möglich. Niemand mag Großeltern, von denen es heißt: Opa oder Oma haben immer Recht, selbst wenn sie falsch liegen. Dass solche Menschen nicht sehr geschätzt werden, versteht sich von selbst.

Wollen wir das?

Eine wichtige Frage

Haben die nachfolgenden Generationen durch unser Handeln weiterhin genügend Freiraum, um selbst zum Handeln fähig zu sein, oder haben wir sie zu stark eingeschränkt und ihnen dadurch die Möglichkeit der freien Entfaltung genommen? Sind sie durch unser bisheriges Handeln weiterhin fähig, ihre eigenen Ziele zu verfolgen oder gezwungen, in den von uns vorgegebenen Spuren weiterlaufen zu müssen, obwohl der Weg verkehrt war?

Gibt es Generationengerechtigkeit?

Solche und ähnliche Fragen münden in die große Frage nach der Generationengerechtigkeit ein. Zu unüberbrückbar erschienen uns zunächst die Gegensätze. Beim Schreiben dieses Buches haben wir eine für uns schlüssige Antwort auf die Frage nach einer Generationengerechtigkeit gefunden. Wie die lautet, lesen Sie am Schluss unseres Buches.

Wir nehmen Sie jetzt gerne mit in diesen Prozess. Vielleicht können Sie sich uns ja anschließen.

GENERATIONENGERECHTIGKEIT

Was verstehen wir unter Generationengerechtigkeit?

Der Begriff GENERATIONENGERECHTIGKEIT vermittelt zunächst den Eindruck, dass etwas ungerecht, ungleich, nicht in Ordnung und daher abzustellen ist. Gleichzeitig schwingt das Bemühen mit, etwas oder alles (?) recht zu tun.

Generationengerechtigkeit setzt sich aus den Begriffen GENERATION und GERECHTIGKEIT zusammen. Im Wortstamm von Generation steckt die Vorstellung von der Entwicklung von etwas „Neuem", auf der Grundlage von etwas Bestehendem. Der lateinische Begriff generatio (Zeugungsfähigkeit) ist seit dem 17. Jahrhundert im deutschsprachigen Raum als Generation in Gebrauch.

Gegenwärtig ist Generationengerechtigkeit zu einem Modewort geworden. Modewörter kommen immer von der jungen Generation. Sagte in unserer Jugend jemand anerkennend: „geil", setzte es was hinter die Ohren. Inzwischen ist „geil" ein anderes Wort für „toll" oder „klasse" und nur selten für Triebhaftigkeit.

Beim Wort Generationengerechtigkeit sprechen dagegen Jung und Alt von etwas völlig Verschiedenem. Benutzen wir Älteren den Begriff Generationengerechtigkeit, geht es uns vor allem um soziale Teilhabe bis ins hohe Alter und die Sorge, durch die fortschreitende Digitalisierung ausgegrenzt zu werden. Die

Bedürfnisse der Jüngeren, die sie mit dem Wort Generationengerechtigkeit verbinden, tangieren uns weniger. „Ich fürchte, wir sehen gerade die Vorboten einer Rentnerdemokratie: Die Älteren werden immer mehr, und alle Parteien nehmen überproportional Rücksicht auf sie. ... Das könnte am Ende in die Richtung gehen, dass die Älteren die Jüngeren ausplündern." Das sagte der ehemalige Bundespräsident Roman Herzog 2008. Generationengerechtigkeit als Begriff in der öffentlichen Debatte über die Gegenwart und Zukunftsfähigkeit des Sozialstaates ist schon fast überstrapaziert.

Die junge Generation bangt mit Recht darum, vor leeren Sozial- und Rentenkassen und einer enormen Staatsschuldenlast zu stehen. Aber nicht nur der demografische Wandel, dass immer mehr Ältere den Jüngeren gegenüberstehen, befeuert die Debatte. Dazu kommt die Sorge, die Klimafolgen „ausbaden" zu müssen, weil der Meeresspiegel steigt, die Gletscher immer schneller abschmelzen, der Grundwasserspiegel sinkt, die Waldbrände zunehmen wie auch Dürren, die sogenannten „stillen Unwetter". Die Klimakrise ist eine schleichende Krise. Die Ursachen sind lange bekannt, die Folgen dagegen überraschen bzw. überrumpeln uns immer aufs Neue.

Somit rücken die Generationenfrage und die der gerechten Verteilung und Vererbung immer mehr in den Focus der Öffentlichkeit. Die Frage lautet: Wie sollen die Beziehungen zwischen den Generationen gestaltet werden? Es geht um Solidarität einerseits und Gefährdung des gesellschaftlichen Zusammenhalts andererseits. Deshalb ist Generationengerechtigkeit für die jungen Menschen von existentiellerer Bedeutung als für Senioren. Auch wenn wir Älteren im letzten Lebensdrittel angekommen sind können wir nicht leugnen, wie sich die Situation dramatisch von Jahr zu Jahr zuspitzt: leergefischte Meere, vermüllter Planet, Gletscherabbrüche, Tornados vermehrt auch bei uns, Starkregenereignisse mit dramatischen Folgen (siehe Ahrtal), ausgetrocknete Flüsse, zunehmende Trockenheit, Dürreernten usw.

Generation als Abfolge

Falls Sie eine Bibel haben, schlagen Sie doch mal das Neue Testament auf. Es beginnt nicht mit der sogenannten „Weihnachtsgeschichte" sondern mit einer Genealogie. „Abraham zeugte Isaak, Isaak zeugte Jakob ..." Geschichte als Abfolge von Eltern und Kindern. (Das Wort Großeltern gibt es nicht in der Bibel.) Anders ausgedrückt: Eltern kriegen Kinder, die kriegen selber Kinder, dadurch werden die Eltern zu Großeltern, die Kinder zu Eltern und deren Kinder zu Enkeln. Wenn die Enkel Kinder in die Welt setzen, werden sie zu Eltern, ihre Eltern zu Großeltern, die Großeltern zu Urgroßeltern und die Kinder der Enkel zu Urenkeln. Das nennen wir Generationen, unterschiedliche Generationen.

Geläufig ist uns auch diese Generationeneinteilung: die Kriegsgeneration, die Nachkriegsgeneration, die Kriegsenkelgeneration, die Wohlstandsgeneration. Hier haben alle unter gleichen Umständen gelebt oder leben unter gleichen Umständen. Sie sind als Generationengruppe durch ähnliche Erlebnisse oder gleiche Ereignisse miteinander verbunden und doch wieder nicht. Warum?

Die jüngste deutsche Vergangenheit hat gezeigt, wie gleiche Jahrgänge unterschiedlicher nicht aufwachsen konnten: die einen in der Bundesrepublik unter freiheitlich-demokratischen Bedingungen, die andern in der DDR, unter den Bedingungen einer Diktatur. Die in Westdeutschland konnten ihren Individualismus ausleben. In der DDR wurden die Menschen indoktriniert; der Einzelne sei unbedeutend, die Masse und der Staat, die Ideologie, wären das hehre Ziel. Auf der einen Seite der Mauer der Individualismus, auf der anderen der Wille des Kollektivs.

Trotzdem gilt es festzustellen: weder in Westdeutschland noch in der DDR wuchs die junge Generation unisono gleich auf. Unterschiedliche soziale Voraussetzungen schufen jeweils unterschiedliche Entfaltungsmöglichkeiten.

In der DDR zum Studium zugelassen zu werden, bedeutete meistens, sich mit den politischen Zielen des Staates gemein zu machen. Zwar kostete das Studium kein Geld, aber verlangte die „richtige" Einstellung.

Die Generationen der 50er Jahre, ob Ost oder West, kannten noch die gravierenden Unterschiede zwischen Stadt und Land. Auf dem Land lebte man anders als in der Stadt. Als Beispiele seien die ländlichen Regionen Bayerns und Oberschwabens genannt, wo es sehr traditionell zuging. Junge Menschen, die zum Studium in die Stadt kamen, fielen schnell als „Landei" auf.

Deshalb ist es schwierig, von „der" Generation zu sprechen.

Zur Beschreibung der genealogischen Abfolge, Großeltern, Eltern, Kinder, Enkel ist der Begriff „Generation" allgemein gebräuchlich. Aber er taugt nicht unbedingt, wenn man eine Generation differenziert beschreiben, beurteilen, erklären will.

Die neuere Generationenforschung geht auf Karl Mannheim zurück, einem aus Budapest stammenden Soziologen und Philosophen, der Ende des 19. Jahrhunderts geboren wurde und 1928 eine Schrift mit dem Titel „Das Problem der Generationen" herausbrachte, die inzwischen als Grundlage für die moderne Generationenforschung gilt.

Er schreibt darin z. B., dass man die preußische Jugend um 1800 nicht mit der aus China um dieselbe Zeit vergleichen könne, auch wenn sie im selben Zeitraum gelebt haben. Mit unseren Worten: Äpfel und Birnen lassen sich nun mal nicht vergleichen, es sei denn, wir betrachten sie unter der Kategorie Obst. Ansonsten muss man den Begriff „Generation" vielschichtiger betrachten, so Mannheim.

Er fächerte den Generationenbegriff auf und betrachtete ihn zunächst aus zwei verschiedenen Blickwinkeln.

Den ersten Blickwinkel richtete er nach Frankreich.

Generation wurde hier unter dem Blickwinkel des generativ-positivistischen gesehen, Generationen als Altersgruppen verstanden, die dem biologischen Rhythmus von Leben und Tod unterworfen waren.

Der zweite Blickwinkel galt dem Kunsthistoriker Wilhelm Pinder. Pinder war gut zwanzig Jahre älter als Mannheim, stammte aus Kassel, gab später eine Reihe beachtenswerter Bildbände heraus und war Mitglied mehrerer Akademien. Weil Antisemit und bekennender Hitleranhänger, verschwanden seine Veröffentlichungen in der DDR aus den offiziellen Katalogen und landeten auf der „Liste der auszusondernden Literatur", in Westdeutschland dagegen tat seine Vergangenheit seiner Berühmtheit und seinem Wirken keinen Abbruch. Pinder sah seinerzeit die Stilrichtungen der Kunst als altersgebunden an. Das Nebeneinander unterschiedlicher Künstler einer Epoche nannte er „Die Ungleichzeitigkeit des Gleichzeitigen".

Mannheim versuchte eine Synthese dieser beiden Blickwinkel und unterschied zwischen Generationslagerung, Generationszusammenhang, Generationseinheit.

Generationslagerung meint zur gleichen Zeit Geborene, die unter denselben historischen Gegebenheiten leben. Ein Gene-

rationszusammenhang entsteht, wenn mehrere Generations-
einheiten an den gleichen Schicksalen teilhaben. Die Generationseinheit ähnelt einer sozialen Gruppe, die durch gleiches
Denken und gleiche Ziele geprägt, enger miteinander verbunden ist als beim Generationszusammenhang.

Doch genug der philosophischen Betrachtung.

Warum man Generationen auch nach Geburtsjahrgängen einteilt

Oft werden Generationen nach Abstammungen, also Gebur-
tenjahrgängen, gezählt. Definiert man Generation nach diesem
Prinzip, sind statistische Erhebungen möglich. Z. B., wenn es
um Krankheiten geht, den Wissensstand, um Verhaltensweisen
oder demografische Fakten. Gerade in Coronazeiten wurden
die Zahlen der Erkrankten und der Todesfälle nach diesen Ge-
sichtspunkten aufbereitet: Wie viele über 80-jährige waren an
dem Virus gestorben, wie schnell breitet er sich unter Schul-
kindern aus u. ä.

Nicht nur die Coronazahlen, auch der sogenannte „demografische Wandel" bereitet den Regierenden in unserer Hauptstadt
Kopfzerbrechen. Denn aus diesen Zahlen lässt sich ablesen,
dass in absehbarer Zeit die Anzahl der Pflegeplätze für Hoch-
altrige nicht reicht. Dass es in Zukunft einen immer gravieren-
deren Mangel an Pflegepersonal geben wird, dass die Finan-
zen der Pflegekassen nicht ausreichen und die Altersarmut im

horrenden Steigflug begriffen ist. Dass es zu wenige arbeitende junge Menschen gibt, die für alles aufzukommen nicht mehr in der Lage sind, und denen es wohl nicht mehr vergönnt sein wird, dass es für ihre eigene Rente reicht.

Generationen nach Stereotypen einteilen

Kriegsgeneration, Nachkriegsgeneration, 68er, Babyboomer, Generation „Golf", Wendegeneration, Generation Ost usw. Auf diese Weise werden Menschen charakterisiert, die in einer bestimmten Zeit gemeinsam etwas Bestimmtes erlebten. Im Fall der Wendegeneration gilt das nur für den Teil der jungen Menschen, die in der damaligen DDR aufwuchsen und den Fall der Mauer mit all seinen Folgen erlebten. Sie trafen vielfach auf „gesättigte" Westdeutsche, die den Hunger der Ostdeutschen nach Freiheit, besonders der Reisefreiheit, nur schmunzelnd zur Kenntnis nahmen. Obwohl Ost- wie Westdeutsche im gleichen Zeitraum lebten, unterscheiden sich ihre Schicksale und Erlebnisse weitreichend. Der Fall der Mauer brachte für viele Ostdeutsche die hässlichen Seiten der Marktwirtschaft, mehr Bürokratismus, Arbeitslosigkeit und höhere Mieten zum Vorschein. Was im Westen selten ein niederschmetterndes Drama war, führte im Osten zu Depressionen und Ostalgie: die Arbeitslosigkeit. Hatten hier Arbeit und Arbeitsstätte doch einen anderen Stellenwert als in der damaligen Bundesrepublik. „Der Sinn des Lebens ist die Arbeit", hatte man den Ostdeutschen eingetrichtert. Wer beispielsweise alleine lebte und trotzdem nicht arbeiten ging, bekam Besuch von den Behörden und musste nachweisen, wovon er oder sie ihren Lebensunterhalt bestritten. Arbeitskollektive waren festgefügte Gemeinschaften, man kannte und half sich untereinander, stand füreinander ein. Jeder wusste, was der andere verdiente. Zu jedem größeren Betrieb gehörte ein Betriebsambulatorium mit verschiedenen Fachärzten, die man auch während der Arbeitszeit aufsuchte. Betriebe hatten Kulturhäuser, eigene Ensembles, eine Bücherei, einen eigenen Kindergarten, eigene Ferienheime und Ferienlager für Kinder der Betriebsangehörigen. Ein Betrieb war wie ein zweites Zuhause, ein Ort, der dem Leben der Werktätigen Sinn gab. Als die Mauer fiel, löste sich dieser Sinn vor aller Augen auf, indem die Treuhand die meisten unrentablen Betriebe abwickelte. Die Werktätigen verstanden die Welt nicht mehr. So formte sich im Bewusstsein der Westdeutschen der Begriff „Jammerossi". Ein pauschalisierender Begriff. Denn es gab durchaus Ostdeutsche, die sofort ihre Ärmel hochkrempelten und kreativ wurden. Ein Bekannter von uns kaufte (mit Hilfe der Bank) einen fahrbaren Marktwagen und handelte mit Gewürzen. Sein Nachbar bemerkte gehässig: „Jetzt willst du wohl Millionär werden!" Unser Bekannter wehrte sich: „Nein, das will ich gar nicht!" Wir bewunderten diesen Marktwagen und fanden: „Falls du doch Millionär würdest, so wäre das nur gerecht, schließlich hättest du dir ja alles selber erarbeitet!" So hatte er die Sache noch gar nicht gesehen. Ihm steckte weiter die DDR-Indoktrinierung in den Knochen: Reich sein bedeutet, Kapitalist zu sein, bedeutet damit, schlecht zu sein, bedeutet, andere ausgebeutet und sich an ihnen bereichert zu haben.

Vielleicht haben Sie Verwandte oder Bekannte im Ausland, weit weg oder gleich um die Ecke, die unter anderen Verhältnissen und Gegebenheiten leben wie Sie. Der eine hat gleich von frühester Jugend an seine Geschicke in die eigenen Hände genommen und es zu was gebracht, der andere überlegt noch mit über fünfzig, welches Ziel er eigentlich erreichen möchte. Hier finden wir ebenso die unterschiedliche Entwicklung der Generationen unter anderen Gegebenheiten.

Weitere Generationeneinordnungen

Historische Generationen

Historische Generationen sind Menschen einer bestimmten Zeit vor unserer Zeit.

Familiale Generationen

Als Generationen bezeichnet man ebenso Personen etwa gleichen Alters, die nebeneinander bzw. miteinander (überlappend) leben. So existieren zum Beispiel Großeltern, Eltern und Kinder als unterschiedliche Generationen miteinander (familiale Generationen).

Im zeitlichen Nacheinander (Alterskohorte) – früher bezog man sich auf einen Abstand von ca. 40 Jahren – heute sind es 15 Jahre, spricht man von einer Generationenfolge. Die Abstände der Nachrückenden können durchaus noch kürzer sein. Die Generation der Babyboomer wird in die Zeit von 1946 bis 1964 eingeordnet. Darauf folgt die Generation X von 1965 bis 1980. Diese wird von der Generation Y oder den Millennials 1981 bis 1990 abgelöst. Es folgt die Generation Z oder auch als Digital Natives bezeichnet, von 1991 bis 2010. Andere Autoren sprechen auch von der Wende- bzw. Nachwendegeneration. Die heutige Generation nennt man Generation Alpha.

Andere Generationenfolgemodelle

Der Schweizer Soziologe Kurt Lüscher von der Universität Konstanz unterscheidet zwischen der soziokulturellen, der genealogischen und der pädagogischen Generation. Interessant ist die Definition von Generation durch den österreichischen Soziologen Leopold Rosenmayr: Er macht einen Unterschied zwischen „Abstammungsgenerationen" und „Generationen als der Polarisierung von Interessen altersmäßiger Großgruppen". Das ist ein bemerkenswerter Blickwinkel auf manche gemeinsamen Aktivitäten unserer heutigen Zivilgesellschaft, wo Dazugehörigkeit bzw. ein „WIR-Gefühl" entscheidende Faktoren sind.

Der an der Universität Tübingen dozierende Politologe Jörg Tremmel bezeichnet Menschen benachbarter Jahrgänge, die sich verstehen oder mit gleichen Werten, Stilen oder Habitus wahrgenommen werden als eine gesellschaftliche Generation. Denken wir dabei an die Generation der 68-er, die Generation Golf, die Wendegeneration ... Der Begriff Generation ist demnach ein weit gefächerter. Mit Bedeutung und Rolle der Generationen beschäftigen sich verschiedene wissenschaftliche Disziplinen wie die Sozialwissenschaft, die Philosophie, die Geschichtswissenschaft, die Wirtschaftswissenschaft und die Pädagogik schon seit längerer Zeit. Die Politik greift auf diese Ergebnisse zurück und gibt die Rahmenbedingungen für ein Generationenmiteinander vor.

Generation Fridays for Future

Greta Thunberg, eine inzwischen 19-jährige junge Frau aus Schweden, die mit acht Jahren vom Klimawandel erfuhr und sich am 20. August 2018, drei Wochen vor der schwedischen Reichstagswahl, vor dem Reichstag mit einem Schild „Schulstreik für das Klima" postierte, erlangte nicht nur weltweite Berühmtheit. Mit ihrer Initiative stieß sie eine Diskussion, um nicht zu sagen, einen Streit, zwischen den Generationen an. Obwohl von ihrer Wesensart her introvertiert, nahm sie dennoch kein Blatt vor den Mund und las sogar der UN-Klimakonferenz in Katowice/Polen unverblümt die Leviten. Der Funke war rasch übergesprungen und erfasste auch in unserm Land die jungen Menschen. Über die Art und Weise und die

Legitimität mancher Mittel mag man als älterer Mensch ohne Frage geteilter Meinung sein, das Anliegen aber ist durchaus ernst zu nehmen, sehr ernst. Inzwischen gibt es auch die Bewegung „Großeltern fürs Klima". Die Generation von Oma und Opa unterstützt die Enkel tatkräftig bei ihren Protesten.

Was wäre wenn ...?

Hätte die junge Generation nicht so laut gebrüllt, würde sie nicht weiter so laut schreien, wäre Greta Thunberg nicht 2019 medienwirksam zum UN-Klimagipfel nach New-York im Segelschiff über den Ozean gereist, die allgemeine Aufmerksamkeit wäre schnell wieder verblasst. Inzwischen ist Greta zwar weitgehend aus den Medien verschwunden, Corona und Ukrainekrieg nehmen die Berichtsspalten ein, doch ihr Anliegen bleibt. Weil tausende junge Menschen keine Ruhe mehr geben, nerven, auf ihr Anliegen aufmerksam machen, unüberhörbar eine Wende in der Klimapolitik fordern. Greta muss nicht mehr schreien, sie kann in Ruhe ihre Schulabschlüsse machen, andere haben den Staffelstab längst übernommen und reichen ihn geflissentlich weiter.

Der Begriff Gerechtigkeit

Der andere Wortbestandteil, aus dem sich Generationengerechtigkeit zusammensetzt, ist GERECHTIGKEIT. Gerechtigkeit ist ein vielschichtiger Begriff. Seine Anwendung finden wir im ethisch moralischen wie im religiösen Bereich. Der Begriff Gerechtigkeit wird in der Philosophie, Pädagogik, Soziologie, Wirtschaft und Politik verwendet.

In vielen Wortverbindungen finden wir verschiedene Aspekte der Gerechtigkeit: Klimagerechtigkeit, Tauschgerechtigkeit, globale Gerechtigkeit, feministische Gerechtigkeit, Geschlechtergerechtigkeit, gerechte Sprache, soziale Gerechtigkeit, Strafgerechtigkeit, liberale Gerechtigkeit, Völkergerechtigkeit, internationale Gerechtigkeit, intergenerationelle Gerechtigkeit usw. In jedem dieser Begriffe geht es um unterschiedliche Konzepte und Anwendungsfragen. Der Terminus Generationengerechtigkeit ist inzwischen in unserer Alltagssprache angekommen.

Von Belang sind in diesem Buch sowohl die intragenerationelle Gerechtigkeit wie die intergenerationelle Gerechtigkeit. Die intragenerationelle Gerechtigkeit bezeichnet die Gerechtigkeit innerhalb einer Generation, die intergenerationelle Gerechtigkeit die Verantwortung für die nachfolgenden Generationen als Zukunftsverantwortung der älteren Generation.

Gerechtigkeit – ein mitunter schillernder Begriff

Viele streben danach und doch hat noch keiner den „Stein der Weisen" gefunden, wie man unsre Welt gerecht gestalten könnte. Gerechtigkeit ist in aller Munde und doch versteht jeder etwas anderes darunter. Die Partei „Die Linke" versteht eine mehr oder weniger gesellschaftliche Gleichmacherei, die Vision der „Grünen" lautet ebenso Gerechtigkeit, aber aufs Klima bezogen – Klimagerechtigkeit. Die Gewerkschaften verstehen unter Gerechtigkeit angemessenen Lohn für jeden Arbeitnehmer und sozial gerechte Arbeitsbedingungen. Untersuchungen der Heinrich Böckler Stiftung in Firmen kommen zu dem Ergebnis, dass es wenig Zustimmung zu dem Modell, mehr Leistung in jüngeren Jahren gegen Schonung in älteren Jahren, gibt (2008). Die Sozialverbände würden Gerechtigkeit wiederum anders definieren als Arbeitgeber oder Konzerne. Im Kindergarten wird Gerechtigkeit anders gehandhabt als im Seniorenheim.

Sie sehen, so einfach ist das gar nicht mit der Gerechtigkeit. Vielleicht sind Sie der Meinung, als Vater oder Mutter im Großen und Ganzen gerecht gegenüber ihren Kindern gehandelt zu haben. Ihre Kinder aber sehen das mitunter ganz anders, was Sie wiederum mindestens erstaunt, wenn nicht gar verstimmt oder verärgert. Schon das Gerechtigkeitsempfinden als solches hängt von jedem persönlich ab. Wir leben alle in der Spannung zwischen persönlichem Gerechtigkeitsempfinden und dem Gerechtigkeitsbegriff eines größeren Rahmens wie einer Gesellschaft. Natürlich kann man 50 Euro „gerecht" unter fünf Enkeln verteilen, jeder bekommt 10 Euro. Aber wäre das gerecht, wenn von den fünf nur zwei wirklich bei der Kirschenernte geholfen, die andern drei aber zu klein waren und deshalb gar nicht mithelfen konnten? Es ist so eine Sache mit der Gerechtigkeit.

Was ist nun gerecht?

Jedem nach seinen Bedürfnissen?

Menschen haben unterschiedliche Bedürfnisse. Der eine muss sich nicht anstrengen, um sie erfüllt zu bekommen, ein anderer dafür schwer arbeiten und jeden Cent beiseitelegen. Am Ende fahren beide vielleicht einen Wagen der Luxusklasse, jedoch ist es für den einen eine Selbstverständlichkeit, während der andere einen mühsamen Weg hinter sich gebracht hat, um gleich zu ziehen.

Jedem nach seinen Leistungen?

Das scheint doch das gerechteste Prinzip zu sein. „Gleicher Lohn für gleiche Arbeit". Das ist eigentlich die Prämisse, dennoch verdienen Frauen immer noch weniger als Männer. Was aber, wenn jemand gar nicht in der Lage ist, das, was wir gesellschaftlich unter „Leistung" verstehen, zu erbringen? Wir denken dabei an Menschen mit Einschränkungen.

Jedem nach seinem sozialen Stand, seiner Stellung, dem Rang?

Das würde bedeuten: einmal prekäre Verhältnisse, immer prekäre Verhältnisse? Einmal arm, immer arm, einmal gut situiert, immer so weiter? Glücklicherweise haben wir hier ja übertrieben. Viele schaffen es, sich auch aus bescheidenen Verhältnissen wie man so schön sagt, hoch zu arbeiten. Auch wenn es kaum noch möglich ist, „vom Tellerwäscher zum Millionär" zu werden, ein paar Stufen sozialen Aufstiegs sind dennoch machbar. Es brauchte noch mehr Bildungsgerechtigkeit wie niederschwellige Bildungsangebote und mehr Bemühen um bildungsferne Schichten, um mehr Menschen einen sozialen Aufstieg zu ermöglichen.

Jedem gemäß des ihm durchs Gesetz Zugeteilten?

In unserm demokratischen Rechtsstaat wird die Sozialgesetzgebung ständig nachjustiert. Als Beispiele seien hier das Elterngeld, die Erhöhung des Bafögs, des Kindergeldes, der Grundsicherung und die Rentenanpassungen genannt. Wer sich dabei ungerecht behandelt fühlt, kann sogar Einspruch erheben und klagen.

Gerechtigkeit ist sowohl ein ethischer wie auch ein religiöser Begriff

Uralt ist der Menschheitstraum von einer gerechten Welt. Zumindest von einer gerechteren Welt. Unterschiedliche Antworten darauf bekam die Menschheit durch Religion, Philosophie, Politik, Wirtschaft. Manchmal war „Gerechtigkeit" das, was die Obrigkeit darunter verstand: sie befahlen und die Untergebenen hatten zu folgen. Im Zuge der Aufklärung und der Industrialisierung änderte sich dieses Gerechtigkeitsverständnis.

„Gleicher Lohn für gleiche Arbeit", „Freiheit, Gleichheit, Brüderlichkeit", stellten eine neue Basis von Gerechtigkeit dar. In allen Revolutionen ging es um die Abschaffung von gesellschaftlicher Ungerechtigkeit, die dann doch wieder neue hervorbrachte.

Gerechtigkeit drückt das tiefste Sehnen eines Menschen aus, fair behandelt zu werden, Wertschätzung und Respekt angemessen zu erfahren. Jeder will gerecht behandelt werden, erlebt aber oft Ungerechtigkeit durch beispielsweise Cliquenwirtschaft, Protektion, Klientelismus, Günstlingswirtschaft.

Klientelismus ist ein auf gegenseitigen Vorteil ausgerichtetes Verhältnis zwischen ranghöheren und rangniederen Personen oder Systemen. Die höhere Instanz, die den Vorteil verschafft, erwartet von der untergebenen Person deren Gefolgschaft und Unterstützung. Es ist ein asymmetrisches System ungleicher Abhängigkeitsverhältnisse auf der Basis von Leistung und Gegenleistung und erinnert manchmal an die Parteienlandschaft mit ihrem Geschachere zur Durchsetzung von Zielen und Forderungen.

„Allen recht getan, ist eine Kunst, die niemand kann" – hat der Volksmund Recht?

Zwischen zwei Meinungen abzuwägen ist schwierig, weil wir versuchen (müssen), uns in die Situation der Anderen hineinzuversetzen. Deshalb wird jede Schlussfolgerung, jedes Urteil stets subjektiv sein. Ob es in den Augen der andern gerecht ist, wäre die entscheidende Frage. Wir werden nie alle Sichtweisen, alle Blickwinkel einer Situation, alle Handlungen und Beweggründe eines Menschen so überschauen, dass unser Urteil darüber objektiv ausfallen kann.

Gerechtigkeit im Alltäglichen

Kommen wir vom Großen, der Gesellschaft und der Politik, zum Kleinen, Alltäglichen. Schon dabei merken wir die unterschiedlichen Herausforderungen.

Wie zum Beispiel verteilen wir unseren Respekt und unsere Wertschätzung? Gerecht oder eher nach Zuneigung oder Zugehörigkeit? Als pensioniertes Pastorenehepaar könnten wir da einiges aus dem sogenannten „Nähkästchen" plaudern, denn auch in Kirchengemeinden hängen Ansehen und Anerkennung sehr mit Ämtern und Status zusammen. Wer „nur" die Gemeinderäume putzt und die Toiletten sauber hält, bekommt meistens nicht die Würdigung wie ein Kirchenratsmitglied oder jemand, der den Gottesdienst leitet, oder der Pastor. Ich weiß nicht, wie viele Gemeindetoiletten ich als Pastorenfrau gesäubert habe, weshalb ich diese Arbeit bei anderen sehr wertschätze. Desgleichen die Arbeit der Kassiererin im Supermarkt oder der Arzthelferin am Tresen Ihrer Arztpraxis. Sie alle verdienen Wertschätzung und Respekt, das ist nur recht und billig.

Gerechtigkeit und Praxis

Beispiel 1 Die Kinder bekommen alle dasselbe Essen und dieselbe Menge Pudding zum Nachtisch, trotzdem herrscht eine gewisse Unzufriedenheit, denn:

Nicht jeder mag Fisch, manche kein Fleisch, einige keinen Spinat oder Rosenkohl.

Gerecht wäre nicht, wenn jedes Kind von allem die gleiche Menge auf dem Teller hätte. Denn die Bedürfnisse sind unterschiedlich wie auch die Sättigung; ein Kind braucht Nachschlag, ein anderes hat zu tun, den Teller überhaupt leer zu essen.

Nicht jeder mag Pudding. Eines unserer Enkelkinder beispielsweise mag Pudding überhaupt nicht. Es wäre ungerecht, wenn wir diesem Kind einen solchen Nachtisch aufzwingen würden.

Beispiel 2 Die fünfköpfige Familie plant einen Ausflug. Zur Debatte stehen ein Freizeitparkbesuch oder ins Freibad zu gehen. Die Entscheidung fällt 3:2 für den Freizeitpark aus; es wurde nach einfachen demokratischen Mehrheiten entschieden. Die Entscheidung wäre also ein Kompromiss: heute der Freizeitpark, das nächste Mal gehen alle zum Baden.

Folgende Beispiele betreffen uns Ältere.

Beispiel 3 Früher gingen wir an den Fahrkartenschalter, um eine Fahrkarte zu kaufen, und bekamen dabei auch die Bahnsteigauskunft. Inzwischen gehen solche Dinge meist nur digital, an einem Fahrkartenautomaten mit für Ältere kompliziertem Menü, oder einem kaum lesbaren Display aufgrund der Sonneneinstrahlung. Die Jüngeren wachsen damit auf, wir Älteren fühlen uns ausgeschlossen und haben deswegen das Gefühl, Opfer der Digitalisierung zu sein. Ist das gerecht?

Beispiel 4 Als wir Großeltern noch jünger waren, gingen wir um die Ecke einkaufen, zur Post und auf die Bank. Inzwischen hat alles geschlossen und wir müssen sehen, wo wir eine Briefmarke erwerben, etwas aufs Sparbuch einzahlen oder unsere Milch holen. Doch niemanden scheint es zu interessieren. Ist das gerecht?

Beispiel 5 Die Kluft zwischen Jung und Alt scheint sich immer mehr zu vertiefen. Viele von uns haben das Gefühl, abgehängt und gegenüber den Jüngeren benachteiligt zu werden. Es scheint nur noch um die Bedürfnisse der jungen Generation und ihre Zukunft zu gehen. Ist das gerecht?

Wäre eine Gleichbehandlung aller Generationen möglich? Die Gleichheit aller Menschen auf der einen Seite (Artikel 3, Grundgesetz) und die Anerkennung der Einmaligkeit jedes Individuums lässt aber keine Gleichmacherei zu.
Der Ruf nach Gerechtigkeit wird laut, wenn wir das Empfinden haben, zu kurz zu kommen. Es gibt eine Spannung zwischen

dem subjektiven Anspruch und dem objektiven, von einer Gesellschaft bestimmten Rahmen.

Die Verwendung des Gerechtigkeitsbegriffes in der Weltgeschichte

Gestatten Sie uns an dieser Stelle einen Blick in die große Weltgeschichte um zu sehen, wie sich der Gerechtigkeitsbegriff im Laufe der Jahrhunderte gewandelt hat.

Mesopotamien

In Mesopotamien standen die Götter für Recht und Ordnung. Der König repräsentierte den Sonnengott und sorgte dafür, dass Gerechtigkeit im Land ausgeübt wurde. Er konnte das Recht nach seinem Dafürhalten anpassen, damit es nicht zu sozialen Verwerfungen zwischen arm und reich kam.

Ägypten

Die Maat, Tochter des Gottes Re, war für die ägyptische Lebenswelt von grundlegender Bedeutung. Sie verkörperte Gerechtigkeit und Wahrheit. In der Gesellschaft bewirkte sie eine wechselseitige Solidarität, die man auch als konnektive (verbindende) Gerechtigkeit bezeichnet. Ohne den Einfluss der Maat ging die Gesellschaft zugrunde. Im Neuen Reich Ägyptens findet man Darstellungen, wo auf einer Waage das menschliche Herz im Totengericht gegen die Maat, dargestellt in einer Feder, aufgewogen wird. Damit wurde sie zu einer endgültigen Gerechtigkeit.

Ugarit und Aram

In den Reichen Ugarit (Blütezeit 1350-1190 v.Chr.) und Aram (2300 v. Chr. - biblische Zeit) trug der König den Titel „Herr der Gerechtigkeit". Damit war er legitimer Herrscher und Garant für Gerechtigkeit.

Griechenland

In der griechischen Mythologie findet man Nemesis, die Göttin des gerechten Zorns, der ausgleichenden Gerechtigkeit. Da sie die menschliche Selbstüberschätzung (Hybris) und die Missachtung der Sittlichkeit bestraft, wird sie zur Rachegottheit. Davon wurde abgeleitet: „Du bekommst, was du verdienst".
Der Begriff Gerechtigkeit war schon immer ein zentrales Anliegen der griechischen Philosophie. Nach den Mythen begannen sie ein profanes Gerechtigkeitsverständnis zu entwickeln, was mit Aufklärung und Vernunft verbunden war.

Für Platon ist Gerechtigkeit die Basis der Tugenden Weisheit, Tapferkeit und Besonnenheit. Gerechtigkeit ist dabei nicht nur eine individuelle Charaktereigenschaft, sondern auch die Fähigkeit, etwas in einen größeren Zusammenhang Gestelltes zu leisten. Harmonieren die drei Tugenden miteinander, so ist für Platon die Gerechtigkeit erfüllt und Sinnerfüllung gegeben. Auf eine kurze Formel gebracht ist Gerechtigkeit, „dass jeder das Seinige und Gehörige hat und tut" (Politeia, 433e) „Jedem das Seine", hat man davon heute abgeleitet.

Aristoteles hat sein Verständnis von Gerechtigkeit strukturiert. Zunächst unterteilt er in allgemeine (iustitia generalis) und besondere (iustitia specialis) Gerechtigkeit. Als allgemeine Gerechtigkeit versteht er das, was sich die Menschen gegenseitig an moralischen Rechten und Pflichten zugestehen. Die besondere Gerechtigkeit dient zur Regelung von Konflikten, die sich aus dem Zusammenleben ergeben. Sie ist auch Maßstab für ein verhältnismäßiges Verteilen von Gütern und Lasten. Angemessen bzw. ausgewogen müssen dabei Vor- und Nachteile zueinander stehen. Die besondere Gerechtigkeit unterteilt er noch in eine ausgleichende (iustitia commutativa) und in eine austeilende (iustitia distributiva/correctiva) ein. Bei der iustitia commutativa geht es um die Klärung von Beziehungskonflikten bei Personen, die aus freien Stücken etwas miteinander tauschten. Es soll dabei eine Tauschgerechtigkeit hergestellt werden, indem Leistung und Gegenleistung einander entsprechen. In der austeilenden Gerechtigkeit geht es darum, dass dem Benachteiligten ein Ausgleich auf der Basis des Rechts zugebilligt wird. Im modernen Rechtswesen würden wir von Schadenersatzforderungen sprechen.

Das Alte Testament wurde ursprünglich in hebräischer Sprache verfasst, weshalb bei allen grundlegenden Begriffen auf dieses Sprachverständnis zurückgegriffen werden muss.

In der Bibel geht es nicht nur um Gerechtigkeit im Verhältnis zum Gott im Himmel, sondern auch um Gerechtigkeit innerhalb von Lebensgemeinschaften, dem zwischenmenschlichen Bereich. Die alttestamentlichen Rechtsordnungsprinzipien dienten seinerzeit dazu, das menschliche Zusammenleben in einer gerechten Ordnung zu ermöglichen. Leider wurde schon damals häufig dagegen verstoßen.

„Die Eigenart des alttestamentlichen Gerechtigkeitsverständnisses kommt in dem hebräischen Wort zedaqa zum Ausdruck. Ihm ist ein dynamischer und relationaler Charakter eigen. Im Unterschied zum Begriff zedek, mit dem eine feststehende Norm, ein Maßstab bezeichnet wird, meint zedaqa ein Tun, und zwar von der semiotischen Wurzel her ein Tun, das in Unordnung Geratenes und somit Falsches wieder richtig stellt, also in diesem Sinne Gerechtigkeit bewirkt. Kriterium dafür, was falsch und richtig ist, ist die Frage, ob es der Gemeinschaft dient oder ihr schadet." (WiReLex)

Gerechtigkeit ist im Alten Testament als ethisches Prinzip angesiedelt.

Bibel, Neues Testament

Die Sprache des Neuen Testamentes ist Griechisch, wo sich der Begriff dikaiosyne, der knapp 100-mal belegt ist, für Gerechtigkeit findet. Jesus verwendet diesen Begriff direkt und indirekt in der Bergpredigt, in Gesprächen und teilweise in Gleichnissen.

Noch ein wenig Geschichte und Kirchengeschichte

Im Altertum wurde das Bild von Gerechtigkeit geprägt, das bis heute erhalten ist: Justitia fällt mit verbundenen Augen ihr Urteil.

Papst Hadrian VI. (1459-1523) wird die Aussage „fiat iustitia et pereat mundus", (Es soll Gerechtigkeit geschehen, und gehe auch die Welt daran zugrunde.) zugeschrieben. Dabei handelt es sich um eine Verabsolutierung des Gerechtigkeitsbegriffes um jeden Preis.

Der bekannte Reformator Martin Luther formuliert es aus seinem Glaubensverständnis so: „Es geschieht, was recht ist, und soll die Welt dran vergehen."

Thomas Hobbes (1588-1679), John Locke (1632-1704), Jean Jacques Rousseau (1712-1778) und Immanuel Kant (1774-1804) waren später die klassischen Theoretiker eines Gesellschaftsvertrages.

Der amerikanische Philosoph John Rawls (1921-2002) veröffentlichte 1971 sein Werk „Theorie der Gerechtigkeit". Er prägte die Aussage „Gerechtigkeit als Fairness".

Für Immanuel Kant galt: „Es herrsche Gerechtigkeit, die Schelme in der Welt mögen auch insgesamt daran zugrunde gehen."

Der Schwur des Oberbürgermeisters von Ulm seit 1397, „Reichen und Armen ein gemeiner Mann zu sein, ohne allen Vorbehalt", wird jährlich am sogenannten Schwörmontag wiederholt.

Friedrich Nietzsche betrachtete Gerechtigkeit so: „Wer gerecht ist, ist gerächt."

Durch den Einfluss der Popkultur im 20. Jahrhundert erfuhr der Begriff Nemesis aus der griechischen Göttermythologie einen Bedeutungswandel. Statt „du bekommst, was du verdienst", bedeutet „ich bin deine Nemesis" jetzt, dass Nemesis „dein Untergang" sei. Statt der ausgleichenden Gerechtigkeit wird hier der Aspekt der Rache in den Mittelpunkt gestellt.

Die theologische und philosophische Deutung entkleidet den Begriff Gerechtigkeit von seinen überhöhten Erwartungen und dem plakativen Anspruch. Gerechtigkeit wird als Norm menschlichen Zusammenlebens und Ziel gemeinschaftlichen Handelns angesehen. Dennoch bricht sich das Bild von Gerechtigkeit im Spiegel der Wirklichkeit und in vielfältigen Facetten an Ungerechtigkeiten.

Seit wann sprechen wir von Generationengerechtigkeit?

Bereits im Jahr 2000 prognostizierte der Zukunftsforscher Prof. Dr. Horst W. Opaschowski, dass der Begriff „Generationengerechtigkeit" in den nächsten Jahren das Schlüsselwort unserer Gesellschaft werden wird. In den Medien taucht der Begriff „Generationengerechtigkeit" Ende der 1990er Jahre auf. 2003 war der Begriff besonders oft in den Medien zu finden. Etwa zwei bis drei Jahre später wird Generationengerechtigkeit schließlich in den unterschiedlichen Parteiprogrammen aufgegriffen. In der Bundespolitik wird Generationengerechtigkeit vermehrt im Zusammenhang mit Finanzpolitik erwähnt. In einem Spiegelartikel (2006) heißt es: „Die CSU plädiert nun für mehr Generationengerechtigkeit: ‚Keine Generation hat das Recht, ihren Lebensstandard zu Lasten der Lebenschancen ihrer Kinder und Enkel zu sichern, anstatt sich selbst mehr anzustrengen.'"

Andere Initiatoren versuchten, die Staatsziele Generationengerechtigkeit und Nachhaltigkeit durch eine Grundgesetzänderung herbeizuführen. Im Bereich der Energie- und Umweltpolitik gab und gibt es immer wieder Vorstöße in diese Richtung. Wie ein Paukenschlag war das Bundesverfassungsgerichtsurteil vom 24. März 2021 zum Klimaschutzgesetz des Bundes (21.12.2019), das die Feststellung traf, die nationalen Klimaschutzziele betreffs der Emissionen dürfen nicht 2030 enden und die Treibhausgasminderungslast nicht in die Zukunft verschoben werden. Grundrechte gegenüber nachfolgenden Generationen wären damit verletzt. In der Politik und den Medien wird inzwischen der Begriff der Nachhaltigkeit immer dominanter gegenüber dem der Generationengerechtigkeit.

Ein weiterer gebräuchlicher Begriff im Politikumfeld ist GENERATIONENVERTRAG. So ein Vertrag wurde zwar nie aufgesetzt, geschlossen und unterschrieben, dennoch wird diese Formulierung bis heute in der Rentenfinanzierung verwendet.
In Deutschland wird die umlagefinanzierte Rente praktiziert: jeder Arbeitnehmer zahlt in die Rentenversicherung ein und erwirbt sich dadurch Rentenansprüche. Bei der umlagefinanzierten Rente wird bisher von einem Zwei-Generationen-Modell ausgegangen: Die gegenwärtig arbeitende Generation zahlt die Rente für die gegenwärtigen Rentner. Soweit, so schlüssig gedacht. Aber aufgrund der demografischen Entwicklung funktioniert dieses Modell nicht mehr reibungslos. Weil weniger jüngere Personen für viel mehr Ältere aufkommen müssen, das Renteneintrittsalter oft zu früh ist und dazu die Lebenserwartung stetig steigt und sich damit die Rentenbezugszeiten verlängern.
Ein Beispiel, um die umlagefinanzierte Rente zu veranschaulichen: 1962 kamen 6 Beitragszahler auf 1 Rentner, 1992 waren es nur noch 2,7 und 2019 nur noch 2,1. In realen Zahlen: 2019

standen 39,1 Millionen Beitragszahler etwa 18,4 Millionen Rentenbeziehern gegenüber. Die Zahl der Rentner ist extrem im Steigen begriffen: Jährlich kommen 1 Million Rentner dazu. Diese Schieflage verschlimmert sich weiter, in etwa 10 Jahren wird sich der Beitragszahlerfaktor auf 2 reduziert haben. Nach gut hundert Jahren, die dieses Modell wie Bismarck es 1889 einführte, funktionierte, wäre es dringend geboten, auf ein Mehrgenerationenmodell umzusteigen.

Generationensolidarität

Ein weiterer wichtiger Begriff ist die GENERATIONENSOLIDA-RITÄT. Auf dem Landesseniorentag von Baden-Württemberg 2021 in Göppingen sprach Prof. Dr. Opaschowski über die Vision 2030. Sein Anliegen war die Zukunft des Alters und die neue Solidarität der Generationen. Angesichts von Klimakrise, Wohlstandskrise und Pflegekrise sei ein Zusammenrücken erforderlich. Glücklich könne sich schätzen, so Opaschowski, der „in der Not auf einen verlässlichen Generationenzusammenhalt setzen kann." Im Artikel 20a des Grundgesetzes lesen wir von der Daseinsvorsorge des Staates. „Der Staat schützt auch in Verantwortung für die künftigen Generationen die natürlichen Lebensgrundlagen ..."
Solidarität und Zusammenrücken der Generationen bedeutet TEILHABE. So fortschrittlich und lobenswert die Digitalisierung auch ist, gerade bei jungen Menschen sorgt sie häufig für Ver-

einsamung, weil menschliche Kontakte ausschließlich digital gelebt werden. Ältere Menschen sehnen sich vorrangig nach sozialer Teilhabe, viele haben jedoch inzwischen begriffen, wie wichtig auch digitale Teilhabe ist. So lautete zum Beispiel das Motto des internationalen Tages der älteren Menschen 2021 „Digitale Gerechtigkeit für alle Altersgruppen". Artikel 72 Absatz 2 (seit 1994) im Grundgesetz handelt von der „Herstellung gleichwertiger Lebensverhältnisse im Bundesgebiet". Artikel 106, der das Finanzwesen betrifft, bezieht sich im Absatz 3.2 auf die „Einheitlichkeit der Lebensverhältnisse". Per Kabinettsbeschluss hat die Bundesregierung 2018 eine Kommission „Gleichwertige Lebensverhältnisse" eingesetzt. Im aktuellen Koalitionsvertrag der Ampel-Regierung (24.11.2021) wurde daraus nur eine Absichtserklärung, „für gute Lebensverhältnisse in Stadt und Land zu sorgen". Für den zivilgesellschaftlichen Zusammenhalt ist das unabdingbar.

Und schon beginnt der Diskurs. Geht es um „einheitliche", um „gleiche" oder „gleichwertige" Lebensverhältnisse? Wie werden gleichwertige Lebensverhältnisse bei unterschiedlich gegebenen regionalen Voraussetzungen erreicht? Es ist Sache der Länder für eine Verbesserung der Entwicklungschancen strukturschwacher Räume legislativ zu sorgen. Die Kommission von 2018 listete damals als Arbeitsgrundlage 24 Indikatoren aus den Bereichen Demografie, Wirtschaft, Arbeitsmarkt, Infrastruktur und Soziales auf.

Teilhabe wird einerseits durch gleichwertige Lebensverhältnisse verbessert. Andererseits implementiert Teilhabe ein Dabeisein, ein Nichtausgeschlossensein. Gesellschaftlich gesehen sind vorwiegend Randgruppen wie Ältere, Menschen mit Beeinträchtigungen, Immigranten ... gemeint. Die Politik hat 2011 ein „Bildungs- und Teilhabepaket" verabschiedet. 2019 wurde das „Teilhabechancengesetz" beschlossen und 2021 kam ein „Teilhabestärkungsgesetz" dazu.

Unsere Schlussfolgerung lautet: Die Gerechtigkeit zwischen den Generationen im Alltag ist längst nicht ausgewogen. Machen Sie sich das bitte bewusst.

Überlegen Sie, welchen Beitrag Sie persönlich zu einer ausgewogenen Generationengerechtigkeit leisten können. Lassen Sie die junge Frau mit ihrem vollbeladenen Einkaufswagen doch einfach vor, anstatt sich selbst vorzudrängeln. Befeuern Sie die Stammtischdebatte nicht weiter, dass es den jungen Menschen heutzutage angeblich viel zu gut geht, sondern bringen Sie Argumente der Besonnenheit.

GENERATIONENGERECHTIGKEIT UND POLITIK

Der Brundtlandbericht und seine Folgen

1987 wurde im Auftrag der UN durch die damalige norwegische Ministerpräsidentin Gro Harlem Brundtland, die den Vorsitz bei der Weltkommission für Umwelt und Entwicklung innehatte, der Zukunftsbericht „Unsere gemeinsame Zukunft" („Our Common Future") vorgelegt. Eine Sachverständigenkommission aus 18 Ländern hatte vier Jahre lang Untersuchungen zur umweltverträglichen globalen Entwicklung durchgeführt. Schlüsselbegriffe des Berichtes waren die gegenwärtigen Bedürfnisse und Beschränkungen, damit die Möglichkeiten künftiger Generationen nicht gefährdet werden. Der Brundtlandbericht befasste sich mit drei Themen: gemeinsame Probleme, gemeinsame Herausforderungen und gemeinsame Anstrengungen. Das letzte Kapitel titelt „Handeln tut not". Folgende Sätze haben auch nach 35 Jahren nichts von ihrer Dringlichkeit eingebüßt: „Die Veränderungen gehen so schnell vonstatten, daß die wissenschaftlichen Disziplinen und die gegenwärtig vorhandenen Einrichtungen zur Beurteilung und Beratung nicht mithalten können. Die Versuche politischer und wirtschaftlicher Institutionen ..., sich auf die Schwierigkeiten einzustellen und sie zu bewältigen, scheitern. Viele Menschen, die Wege suchen, diese Probleme politisch zur Sprache zu bringen, sind über die Entwicklung zutiefst beunruhigt." Der Brundtlandbericht beeinflusste die internationale Debatte über Entwicklungs- und Umweltpolitik maßgeblich. In der Folge entstanden Klimakonferenzen, Treffen der Staatschefs auf G7 und G8 Ebene. Der Brundtlandbericht gab den Anstoß zum weltweiten Diskurs über das Thema Nachhaltigkeit. So begann sich dieser Begriff innerhalb von Politik und Gesellschaft zu verfestigen.

25 Jahre nach Erscheinen des Brundtlandberichtes gab es einen Report über die Erfolge und Herausforderungen der vergangenen Jahre. Dabei wurde die Schlüsselaussage „Auf dem Weg zu mehr Nachhaltigkeit" gebraucht.

Eine große Herausforderung in der deutschen Politik ist seit Jahrzehnten die Frage nach einer gerechten Rentenpolitik. In der jungen Bundesrepublik sprach man diesbezüglich von einem Generationenvertrag. In den 60er Jahren des vergangenen Jahrhunderts gab es noch sechs Beitragszahler auf einen Rentner. Wer konnte damals den bevorstehenden demografischen Wandel ahnen? Überzeugt, dass es immer genug Kinder geben würde, stand dieser „Vertrag", der niemals fixiert wurde, nach Meinung der damaligen Politiker auf festen Füßen.

Heute ist die Ausgangslage eine ganz andere. Fast nach jedem Regierungswechsel gab es eine neue Rentenreform. An bekannten Stellschrauben wurde gedreht: das Renteneintrittsalter erhöht, Renten einer bestimmten Höhe wurden steuerpflichtig, Deckelungen zum letzten Arbeitslohn fanden statt, um nur einiges zu erwähnen. Dennoch ist das Grundproblem nicht gelöst und Renten müssen mehr und mehr aus dem Staatshaushalt bezuschusst werden. Außerdem kann keiner sagen, wie viel Rente die erhalten werden, die jetzt ins Berufsleben einsteigen – ebenso wie viel Arbeitsjahre sie vorweisen müssen. Das bleibt ein immerwährendes Problem – auch für die derzeitige Regierung.

2004 machte die CDU den Vorstoß, im Parlament einen „Zukunftsausschuss" zu gründen. Als Begründung führte man an, dass Finnland als parlamentarischen Ausschuss ein „Komitee für die Zukunft" und die israelische Knesset eine „Kommission für künftige Generationen" ins Leben gerufen habe. In der Verfassung Polens von 1997 heißt es „Der Staat verfolgt eine Politik, die die ökologische Sicherheit heutiger und zukünftiger Generationen sichert." Ungarn führte 2002 einen Ombudsmann für zukünftige Generationen ein.

Israel ist an dieser Stelle für uns interessant. In der Legislaturperiode 2001-2006 war die „Kommission für künftige Generationen" tätig. Sie hatte die Befugnis, in jede Gesetzesvorlage einzugreifen, von der sie annahm, dass sie erhebliche Auswirkungen auf künftige Generationen habe. Auf diese Weise sollte das Bewusstsein der Legislative für die Zukunft geschärft werden. Mit dem Ende der Amtszeit des Kommissionsleiters wurde diese Arbeit wegen der angefallenen Kosten und der zu großen Weisungsbefugnis der Kommission eingestellt, so die offzielle Begründung. Es war ein kleines hoffnungsvolles Pflänzchen – aber leider nur von kurzer Dauer.

Die deutsche Bundesregierung führte 2009 die Schuldenbremse ein. Zur Begrenzung der Staatsverschuldung wurde sie in den Artikeln 109 und 115 des Grundgesetzes eingearbeitet. Bereits 2004 betrug die Staatsverschuldung 1,3 Billionen Euro. Künftige Generationen sollten nicht weiter belastet werden, war das Ziel dieser Gesetzesnovelle. Ab 2016 wurde sie im Bund angewendet, die Länder zogen 2020 nach. Allerdings wurde die Schuldenbremse des Bundes wegen der Coronapandemie für einige Jahre ausgesetzt und für das Sondervermögen zur Aufrüstung des Militärs wird sie umgangen. Politik ist ein unberechenbares Geschäft, manches Vorhaben scheitert aufgrund besonderer Ereignisse an der Realität. Staatsverschuldung und Generationengerechtigkeit lassen sich nur schwer miteinander verknüpfen – sie sind inkompatibel.

Ebenfalls seit 2009 besteht auf Bundesebene die Verpflichtung zur Nachhaltigkeitsprüfung bei Gesetzes- und Verordnungsentwürfen. Ein Rat für nachhaltige Entwicklung (RNE) und ein Parlamentarischer Beirat für nachhaltige Entwicklung (PBnE) beraten die Bundesregierung in Fragen der Nachhaltigkeitspolitik. Beide sind unabhängig und für jeweils drei Jahre eingesetzt.

Aufgrund des Klimawandels und der in den letzten Jahren regelmäßig stattfindenden Klimakonferenzen hat sich die Bundesregierung auf diesem Gebiet noch mehr bewegt.

2015 hat die Staatengemeinschaft mit der Verabschiedung der UN-Agenda 2030 ein klares Bekenntnis zur nachhaltigen Entwicklung als gemeinsame Verantwortung abgelegt. Ziel ist, rund um den Globus für gute Lebensperspektiven heutiger und künftiger Generationen zu sorgen. Siebzehn unterschiedliche Ziele wurden dabei definiert.

Ziel 1: Armut beenden

Ziel 2: Ernährung sichern

Ziel 3: Gesundheit stärken

Ziel 4: Bildung für alle realisieren

Ziel 5: Gleichstellung von Männern und Frauen verwirklichen

Ziel 6: Zugang zu Wasser und Sanitärversorgung ermöglichen

Ziel 7: Weltweit saubere Energie erzeugen

Ziel 8: Nachhaltiges Wirtschaftswachstum und faire Arbeit schaffen

Ziel 9: Industrialisierung sozial verträglich gestalten

Ziel 10: Ungleichheiten überwinden

Ziel 11: Lebenswerte Städte und Siedlungen schaffen

Ziel 12: Nachhaltig produzieren, handeln und konsumieren

Ziel 13: Klima umfassend schützen

Ziel 14: Die Weltmeere schonen

Ziel 15: Schutz der Ökosysteme

Ziel 16: Frieden und Rechtsstaatlichkeit fördern

Ziel 17: Neue globale Partnerschaften aufbauen

Wenn Sie genauer wissen wollen, was sich dahinter im Einzelnen verbirgt, verweisen wir Sie auf die Klimaarena in Sinsheim, die alle siebzehn Ziele in hervorragender Weise, anschaulich für Jung und Alt, darstellt. Es ist ein sehr interessantes Mitmach- und Bildungsangebot, beeindruckend in analoger und digitaler Weise präsentiert. Ein Besuch mit den Enkeln lohnt sich unbedingt.

Diesen Nachhaltigkeitszielen sind fünf Kernbotschaften vorangestellt, die sogenannten „5Ps": People, Planet, Prosperity, Peace and Partnership.

In der sogenannten „Agenda 2030" wird dazu Folgendes ausgeführt:

People, Menschen: „Wir sind entschlossen, Armut und Hunger in allen ihren Formen und Dimensionen zu bekämpfen und sicherzustellen, dass alle Menschen ihr Potential in Würde und Gleichheit und in einer gesunden Umwelt voll entfalten können."

Planet: „Wir sind entschlossen, den Planeten vor Schädigung zu schützen ..., damit die Erde die Bedürfnisse der heutigen und der kommenden Generation decken kann."

Prosperity, Wohlstand: „Wir sind entschlossen, dafür zu sorgen, dass alle Menschen ein von Wohlstand geprägtes und erfülltes Leben genießen können und dass sich der wirtschaftliche, soziale und technische Fortschritt in Harmonie mit der Natur vollzieht."

Peace, Frieden: „Wir sind entschlossen, friedliche, gerechte und inklusive Gesellschaften zu fördern, die frei von Furcht und Gewalt sind. Ohne Frieden kann es keine nachhaltige Entwicklung geben und ohne nachhaltige Entwicklung keinen Frieden."

Partnership, Partnerschaft: „Wir sind entschlossen, eine mit neuem Leben erfüllte globale Partnerschaft für nachhaltige Entwicklung zu mobilisieren, die auf einem Geist verstärkter globaler Solidarität gründet, insbesondere auf die Bedürfnisse der Ärmsten und Schwächsten ausgerichtet ist und an der sich alle Länder, alle Interessenträger und alle Menschen beteiligen."

Diese Nachhaltigkeitsziele werden als universell, integriert und unteilbar angesehen und richten sich an alle, Staaten und Zivilgesellschaften genauso wie an Wirtschaft, Wissenschaft und jeden Einzelnen.

2016 veröffentlichte die Bundesregierung einen Masterplan „Deutsche Nachhaltigkeitsstrategie". Der Kulturhistoriker Ulrich Grober hat Nachhaltigkeit als „eine Art Navigationsbegriff für die Reise in die Zukunft" bezeichnet. Nach seiner Auffassung sollten wir Nachhaltigkeit „als eine Suchbewegung verstehen, nicht als ein Rezeptbuch, das fertige Lösungen bereithält. Als einen Kompass, als unser Navigationsgerät für eine

Reise in ein unbekanntes Territorium – die Zukunft." Im Jahr 2021 wurde dieser Plan erweitert und sein Anliegen dringlicher gemacht.

Unser Eindruck ist, dass heute die Begriffe Generationengerechtigkeit und Nachhaltigkeit inflationär miteinander verbunden oder austauschbar angewendet werden, weil es zu einem Trendsetter geworden ist, alles mit Nachhaltigkeit und Klimaneutralität in Verbindung zu bringen. Ähnliches erleben wir mit dem Begriff Bio – durch ein gewisses Greenwashing – besteht auch hier die Gefahr eines inflationären Gebrauches. Nachhaltigkeit sollte immer diese drei Säulen haben: die Ökologie, die Ökonomie und das Soziale, sonst wird sie instabil und schieflastig.

Aufhorchen ließ das Urteil vom Bundesverfassungsgericht vom 24. März 2021 bezüglich des Klimaschutzgesetzes der Bundesregierung (12. Dezember 2019 verabschiedet). Das Bundesverfassungsgericht urteilt, dass nach Artikel 20a Grundgesetz der Staat zum Klimaschutz verpflichtet ist. Weiterhin ist es in dem Klimaschutzgesetz unterlassen worden, weitere Maßnahmen zur Reduzierung von Treibhausgasemissionen über das Jahr 2031 hinaus getroffen zu haben. Das Gesetz regelt die nationalen Klimaschutzziele, berücksichtigt aber zu wenig den Anspruch der jüngeren Generation, die Lasten des Klimawandels nicht allein tragen zu müssen. Damit wird deutlich, dass Intergenerationengerechtigkeit und intertemporale Freiheitssicherung in Klimaschutzfragen nicht nur Perspektiven, sondern einklagbare subjektiv-öffentliche Rechte auf Grundgesetzbasis sind. Karlsruhe urteilt auch, dass durch die Verlagerung von CO_2-Reduzierungen in die Zukunft, die grundgesetzlich geregelten Freiheitsrechte bedroht sind. Klimaneutralität darf nicht zu Lasten der Jüngeren gehen. Der Gesetzgeber wird deshalb verpflichtet, das Gesetz bis Jahresende 2022 nachzubessern.

Werfen wir noch einen Blick auf das Wahlrecht. In der Bundesrepublik ist es so geregelt, dass jeder Bundesbürger mit vollendetem 18. Lebensjahr wählen darf. Bei der letzten Bundestagswahl (2021) waren knapp 61,2 Millionen Bürger wahlberechtigt. 14,2 Prozent waren jünger als 30 Jahre. 58,1 Prozent waren 50 Jahre und älter. Eine Folge des demografischen Wandels. Jüngere Menschen fühlen sich nicht mehr gut vertreten, fordern ein Wahlrecht ab 16 Jahren, einen Ombudsmann, der sie in ihren Belangen vertritt, eine Dritte Kammer oder einen Zukunftsrat. In manchen Bundesländern und auf Kommunalebene ist es schon möglich, ab 16 Jahren zu wählen.

Halten wir fest, die Politik ist auf dem Weg, das eine oder andere Anliegen der jüngeren Generation zu berücksichtigen. Sind es Kostenfragen oder parteipolitische Belange, geschieht die Umsetzung generationengerechter Prinzipien jedoch oft nur halbherzig.

Als ältere Generation dürfen wir nicht nur auf unsere Befind-
lichkeiten und Belange schauen. Wir haben z. B. unsere Rente
nicht erarbeitet – wir haben aber durch unser zurückliegendes
Arbeitsleben Rentenansprüche bei der Rentenversicherung
erworben. Das ist ein Unterschied. Die Probleme mit der Rentenfinanzierung oder die mit dem Klimawandel können wir nur
im Miteinander der Generationen lösen. Ein Verteidigen von
Besitzansprüchen ist destruktiv. Setzen wir uns auch deshalb
für die Belange der jüngeren Generation ein und arbeiten
nicht gegen sie. Ein solches Miteinander führt zu Stabilität,
stärkt das Gemeinwohl und die Demokratie.

KLIMASCHUTZ IST KEIN „NICE TO HAVE"

Umweltschutz – Hobby oder Überlebensfrage?

Sie kennen sicher auch die Einzelfanatiker, die Leib und Leben aufs Spiel setzen, um ihre Aktion durchzuziehen. Für den Schutz der Biodiversität wird zuweilen die Grenze zur Illegalität überschritten. Man kettet sich an Gleise, besetzt Gebäude, klebt sich auf Fahrbahnen. Der Einsatz für den Klimaschutz braucht oft auffällige Aktionen, damit die Gefahren des Nichthandelns für alle deutlich werden und unter die Haut gehen. Würden wir sonst unsere Trägheit überwinden, uns einmischen und unser Verhalten ändern? Hätte die Regierung sonst zu handeln begonnen? Der Druck der Straße erst machte diesbezügliche Gesetzesvorhaben möglich.

Ich kann mir Klimaschutz (finanziell) nicht leisten (?)

Als Argument wird oft ins Feld geführt, dass Klimaschutz eine Frage des Geldbeutels sei. Das ist nicht ganz von der Hand zu weisen. Wer das größere Portemonnaie hat, kann sich eher mit Bio-Lebensmitteln ernähren, beim Metzger qualitativ besseres Fleisch kaufen, ein E-Auto oder ein E-Lastenrad fahren. Klimaschutz muss man sich auch leisten können. Die neue klimabewusste Mittelschicht lebt vorwiegend vegan, kann durchaus aufs Privatauto verzichten und findet das alles selbstverständlich. Für diese Gruppe ist es finanziell weniger schmerzhaft, eine klimaschädliche Heizung durch ein Solar- und Wärmepumpensystem zu ersetzen. Sie haben die nötigen Mittel zur Investition und können deswegen staatliche Fördermittel in Anspruch nehmen.

Nehmen wir dazu im Gegensatz die, die im ländlichen Raum leben und nicht gut an den ÖPNV angebunden sind. Sie sind geradezu angewiesen auf ihr privates Auto, um täglich zur Arbeit in die Stadt fahren zu können. Die Anschaffung eines E-Mobils können sie sich trotz staatlicher Förderanreize nicht leisten, weil ihnen das Basiskapital fehlt. Ihren Einkauf tätigen sie im Discounter mit günstigen Waren, statt sich im Bioladen Erzeugnisse aus der Region zu leisten. Froh darüber, dass sie ihren älteren oder gebrauchten PKW noch durch den TÜV bekamen und so weitere zwei Jahre mobil sind. Für solche Menschen wird es schwierig, ihre Mobilitätsform zu verändern.

Dennoch, so behaupten wir, kann JEDER etwas für den Erhalt der Umwelt tun. Selbst die kleinsten Veränderungen machen insgesamt gesehen viel aus.

Bereich Mobilität

Schauen wir uns den Bereich Mobilität an. Vielleicht ist es möglich, eine Fahrgemeinschaft für den Arbeitsweg zu organisieren. Eine gute Durchschnittsgeschwindigkeit senkt den Kraftstoffverbrauch. Man muss nicht täglich in den entfernten Supermarkt oder den Bauernladen fahren. Bündeln Sie Ihre

Einkäufe und auch die Einkaufswege, damit sparen Sie Zeit und Geld. Überlegen Sie, ob es Sinn macht, mit dem Auto, dem Flugzeug oder dem Schiff in den Urlaub zu fahren. Ist es nicht zuweilen sinnvoller, die Bahn zu nutzen? Lassen Sie uns ausgewogen planen und handeln. Wer für sich entschieden hat, ganz aufs Auto zu verzichten oder Car-Sharing zu nutzen, handelt umweltfreundlich. Trotzdem sollten Sie Ihren Verzicht nicht zum Maßstab für andere machen. Agitieren Sie nicht Andere, Senioren, Kinder oder Enkel, genau wie Sie zu handeln. Es wäre schon gut, wenn jeder SEINEN Beitrag zum Umweltschutz leistet, ob durch Verzicht aufs Autofahren, bei der Ernährung, beim Heizen oder der Anschaffung neuer Kleidung.

Bio-Essen – hipp oder notwendig?

Ein weiterer Bereich ist die Ernährung. Wer selbst die Möglichkeit hat, etwas anzubauen – und die nötige Zeit dazu – ist gut dran. Nicht jeder hat die Begabung und Möglichkeit zum Hobbygärtner. Regional und saisonal einzukaufen spart große Transportwege und schont damit die Umwelt. Pflanzenkost ist unbestritten gesünder als fleischlastige Ernährung. Kaufen Sie weniger Billig-Fleisch und dafür qualitativ höheres, auch wenn es teurer ist. Essen Sie stattdessen weniger Fleisch und genießen dafür bessere Qualität. Das tut Ihrer Gesundheit und dem Klima gut.

Vitaminreiche Kost mit Gemüse und Obst aus der Region ist oft preislich nicht so günstig, dafür aber frisch. Essen wir einen Teil unserer Mahlzeiten roh, stärken wir unser Immunsystem und heben die Lebensfreude.

Grundsätzlich sollten wir unseren Beitrag dazu leisten, Lebensmittel nicht zu verschwenden. Kluges Einkaufen bedeutet, nicht zu viel einzukaufen. Denn alles, was wir zu viel kaufen, verdirbt und muss entsorgt werden. In vielen Geschäften gibt es auch preisgünstig Waren, deren Mindesthaltbarkeit kurz vor dem Ablauf ist. Die Waren sind qualitativ einwandfrei, genießbar und zum schnellen Verzehr geeignet.

Kleidung aus zweiter Hand ist voll im Trend

In diesem Bereich gibt es eine ganze Reihe von Ideen. Start-ups bieten Kleidung zum Ausleihen an. Andere kaufen gebrauchte Sachen auf, hübschen sie auf und führen sie so wieder in den Warenkreislauf zurück. Denn oft werden neue Kleidungsstücke breits nach kurzem Gebrauch aussortiert. Kleiderkammern, Kleidercontainer sind gute Möglichkeiten, diesen Fashionartikeln ein neues Leben zu geben und damit Rohstoff- und Energieressourcen einzusparen. Upcycling ist ebenso ein guter Weg der Wiederverwertbarkeit. Private oder organisierte Kleiderbörsen helfen ebenfalls, dem Wegwerftrend etwas entgegenzusetzen.

Gebrauchsgegenstände, Konsumwaren für den Haushalt

Vielleicht haben Sie sich auch schon darüber geärgert, dass gleich nach Ende der Garantiezeit das Gerät kaputt ist. Also werfen wir es weg oder bringen es zum Recyclinghof. Dankenswerterweise ist die Politik dabei, die Wirtschaft dahingehend zu beeinflussen, Geräte leichter reparierbar herzustellen. Tonnenweise könnte so Elektroschrott verhindert werden.

Kennen Sie das auch? Ihr Smartphone macht plötzlich keine Updates mehr. Der Akku ist noch gut, aber die Funktionen der Apps sind eingeschränkt oder gar nicht mehr bedienbar. Nicht mal zehn Jahre Lebensdauer – nicht unbedingt langlebig. Sie schaffen sich ein teures Neugerät an? Oder genügt Ihnen ein wiederaufgearbeitetes Neugerät (refurbished) genauso als Anwender?

Kosmetik und die Haushaltchemie

Viele Produkte werden in den letzten Jahren weniger grundwasserbelastend hergestellt. Natürlich ist auch die richtige Dosierung von Wasch- und Reinigungsmitteln entscheidend ob und wie die Umwelt belastet wird. Denn viele Produkte enthalten Mikroplastik, was kaum jemand weiß. Z. B. transportiert die Donau täglich vier Tonnen Mikroplastik ins Schwarze Meer. Mikroplastik ist eine tickende Zeitbombe fürs Trinkwasser. Die persönliche Handlungseinstellung und Vorgehensweise machen da viel aus. Verbrauchen Sie viel Plastik oder benutzen Sie recyclebare Glasflaschen und kommen bei Ihnen Nachfüllpackungen zum Zuge?

Klima- und umweltgerechtes Handeln ist eine dringend gebotene Aufgabe der Gegenwart. Wir erinnern uns noch an die Worte von Jane Seymour Fonda aus den 1970er Jahren: „Wir gehen mit dieser Welt um, als hätten wir noch eine zweite im Kofferraum." Wir haben leider keine zweite, was uns der jährliche „Erdüberlastungstag" deutlich macht.

Vor uns liegt ein Papier über Umweltschutz aus dem Jahre 1982 mit dem Titel „Die Erde ist zu retten". Herausgegeben vom kirchlichen Forschungsheim in Wittenberg, ist es heute noch genauso aktuell wie damals. Zusammengefasst beinhaltet es Folgendes: Eingriffe in die Natur sollten möglichst naturgerecht sein und nicht umweltzerstörend. Lebensräume für freie, nicht genutzte Natur sind erhaltenswert. Lärmvermeidung und Lebensqualität stehen in einem engen Zusammenhang. Trinkwasser und Energie sind begrenzt und schützenswert. Gemeinschaftlich genutzte Produkte sollten priorisiert gegenüber individuell genutzten Produkten sein. Ökologisch schädliche Lebensgewohnheiten sollten wir aufgeben. Der Sinn kleiner Aktivitäten ergibt sich von selbst, wenn er in gegenwärtige Trends eingebettet ist. Sind sie davon losgelöst, werden sie fraglich. Alles Große fing klein an und die Initiatoren wurden oft verkannt. Moralisch ist es besser, dass als notwendig Erkannte zu tun als es zu lassen – auch wenn es nicht die erwartete Wirkung erzielt. Kleine Handlungen bringen Effekte, die nicht sofort oder nur indirekt erkennbar sind. Sie können eine pädagogische Wirkung auf andere haben, eine Symbol- oder Signalwirkung erzeugen und zur Selbstvergewisserung dienen. Viele kleine Impulse ergeben in der Summe viel.

Zu guter Letzt: Eine gute Erziehung zu einem besseren Umweltbewusstsein fängt immer mit dem eigenen Vorbild an. Bedenken Sie: Klimaschutz ist nicht „nice to have", sondern ein existenzielles Anliegen. Passen wir uns dem Klimawandel mit unserm Verhalten an oder ändern wir unsern Lebensstil? Letzteres ist die einzige Chance, den Klimawandel zu verlangsamen, aufhalten werden wir ihn nicht mehr können. Bei einer Anpassung werden wir immer hinterherhinken, denn der Klimawandel ist uns weit voraus. Heißt also: Buchen wir demnächst Badeurlaub in Grönland oder ändern wir unsern Lebensstil, dass die Gletscherschmelze weltweit verlangsamt wird?

NACHHALTIGKEIT

Es war im Juni 2016, wir kamen gerade von einem Seminarwochenende des Vereins, für den wir damals ehrenamtlich tätig waren, nach Hause. Da fanden wir die Bescherung: es hatte in der Nacht zuvor so stark geregnet, dass die Ackererde von den Maisfeldern geschwemmt worden war. Durch die Tuja-Hecke, den Garten, die Kräuterbeete, über unser Grundstück, in die Kellerfenster, durch die untere Etage, unten durch die Haustür wieder heraus, durch die Garagen, vor deren Türen sich schlammig-schmierige Lachen gebildet hatten. Das Gleiche mit der Treppe und den Eingängen zum Haus, überall Schmutzwasser und Schlamm. Man musste sich vorsichtig hereintasten, als liefe man auf Glatteis, drinnen in der Einliegerwohnung, die unserer Tochter gehört, war es nicht viel besser. Fußboden, Teppiche, alles voller Schlamm. Couch, Sessel, Küchenmöbel, alles unbrauchbar, das Wasser hatte aufgrund dessen, dass wir nicht daheim gewesen waren, genügend Zeit gehabt, sich vom Mauerwerk aufsaugen zu lassen, so dass wir einen bis zu 70 cm hohen Feuchtigkeitsstand maßen. (Im Vergleich zu dem, was die Menschen im Ahrtal erlebten, ist unser Schaden direkt lächerlich, trotzdem kann Betroffene auch so etwas an die Grenzen der Belastbarkeit bringen.)

Was dann folgte, waren ausräumen, wegwerfen, Umzug unserer Tochter für mehr als ein Jahr in eine Zwischenwohnung.

Was sich so leicht liest, war mit viel Arbeit verbunden und nicht zu vergessen, vielen Emotionen. Zu ihrer Ehrenrettung sei hier noch vermerkt, dass uns die Versicherung keinerlei Steine in den Weg legte und nicht taktierte, als es um die Schadensregulierung ging. Leider hatten wir nur wenige Wochen zuvor das Angebot einer Hochwasserversicherung ausgeschlagen. Wir hatten dem Versicherungsmakler verwegen ins Gesicht gelacht: Hochwasser? Bitte, wir wohnen am Hang, der winzige Dorfbach, selbst wenn er mal unverhältnismäßig anschwellen sollte, ist er immer noch viel zu weit von uns entfernt. Dass auch anderes unter die Hochwasserversicherung fällt, haben wir schmerzlich erfahren müssen und daraus unsere Lehren gezogen.

Inzwischen liegt auch diese Police bei unseren Versicherungsunterlagen und wir haben alles in unserer Macht stehende beigetragen, dass so ein Ereignis uns hoffentlich nie wieder solchen Schaden zufügen kann: haben Befestigungen an die Grundstücksgrenze gesetzt, im Garten sämtliche Randsteine erhöht, um fließendes Wasser einigermaßen aufzuhalten. Haben einen Sickergully gebaut, damit das bergab fließende Wasser irgendwo hinkann und haben einen breiten Schilfgürtel angelegt, der viel von dem Nass, wenn es mal übermäßig stark vom Himmel fällt, genüsslich wegsäuft.

Wer hätte noch vor dreißig Jahren gedacht, dass wir angehalten wären, derartige Maßnahmen zu ergreifen? Natürlich gab es auch früher mal Unwetter, die schlimm waren. Aber die Häufung dieser Ereignisse zeigt doch, dass sich wetter- und klimamäßig auch in unsern Breiten gewaltig was geändert hat. Allein im Jahr 2016 ist unser Grundstück bestimmt drei Mal überschwemmt worden, wobei das eben beschriebene Ereignis das markanteste war.

Wird schon nicht so *schlimm* werden?

Vor 40 Jahren überraschte der Futurologe Alvin Toffler mit seinem Werk „Der Zukunftsschock" die Welt. Erstaunlich genau zeichnete er Entwicklungen voraus, die im Jahr 1970 so noch nicht absehbar waren. Jedenfalls nicht für den absoluten Großteil der Menschheit. Er prognostizierte den Niedergang der Familie als feste Institution und die Veränderung des Erbguts.

Zudem schrieb er davon, dass gleichgeschlechtliche Paare heiraten und Familien gründen dürfen. Die digitale Revolution mit einem Überhandnehmen an verfügbaren Informationen sah er ebenso voraus wie das blitzschnelle Austauschen von Nachrichten.

Wir Alten haben das Erbe der Enkelgeneration nicht im Wirtshaus verspielt, wir waren lediglich untätig. Wir waren nicht faul, aber nur die wenigsten von uns waren schon vor Jahren bereit, ihren Lebensstil nachhaltig zu ändern. Es lief ja alles und es lief gut. Wir fuhren Auto oder flogen, wir konsumierten.

Das Leben wurde leicht und angenehm, denn wir hatten es uns verdient wie uns die Werbeindustrie glauben machte. Wir haben gearbeitet und gelebt, wir sind niemandem etwas schuldig geblieben, wir waren korrekt.

Die Warnungen, dass es nicht ewig so weitergehen könne, wurden überhört oder beiseite gedrückt, denn es passierte ja nichts: der Wald stand noch genauso wie vor hundert Jahren, der Spritpreis, das Heizöl, alles blieb im Rahmen. Und Plastik machte doch unser aller Leben leichter und schöner.

Sind wir noch zu retten?

In diesem Jahr ist es genau fünfzig Jahre her, dass der Bericht des „Club of Rome" zur Lage der Menschheit zunächst ziemlichen Wirbel verursachte. Der Bericht basiert auf einer Systemanalyse für fünf verschiedene Szenarien mittels einer Computersimulation. Man analysierte die Industrialisierung, das Bevölkerungswachstum, die Unterernährung, die Ausbeutung der Rohstoffreserven und die Zerstörung von Lebensraum. Natürlich wurde der Bericht sehr kontrovers diskutiert.

Denn dieser Bericht, und das machte seinen Inhalt so brisant, zog die beispiellose Schlussfolgerung, dass wir, wenn wir so weitermachen wie bisher, in hundert Jahren am Ende sind. Sie drückten es nur eleganter aus und sagten, dann seien die Wachstumsgrenzen erreicht.

Obwohl dieser Bericht bisher 30 Millionen Mal verkauft und in 30 Sprachen übersetzt wurde – geändert hat sich, so scheint es, nichts Wesentliches.

1992 gab es eine aktualisierte Simulation und einen aktualisierten Bericht „Die neuen Grenzen des Wachstums".

2004 wurden im sogenannten 30-Jahre-Update die Daten auf den neuesten Stand gebracht, Szenarien bis 2100 errechnet und festgestellt, wenn wir so weitermachen, wie die letzten 30 Jahre, sind wir bis 2030 am Ende. Und selbst, wenn wir unser Leben sofort radikal ändern würden, könnten wir gerade beim Umweltschutz vieles nur noch abmildern, aber nicht mehr verhindern.

Die neueste Studie aus dem Jahr 2022 wird noch dringlicher. Danach droht eine explosive Kombination aus extremer politischer Destabilisierung und Stagnation. Es drohe der Zusammenbruch ganzer Weltregionen, so der Club of Rom, denn wir stehen an einem Scheideweg. Der Club of Rom fordert sehr deutlich eine Umverteilung des Reichtums. Alle reichen Menschen dieser Welt müssten beteiligt werden, folgende fünf Kehrtwenden zu finanzieren: Armut, Ungleichheit, Ernährung, Energie und das Vorantreiben der Ermächtigung von Frauen.

Haben unsere Vorfahren nachhaltiger gelebt?

Nachhaltiges Leben im 19., Anfang des 20. Jahrhunderts, war eigentlich keines im heutigen ökologischen Sinn. Damals lebten die Menschen sparsam, auch das aufstrebende Bürger- und vor allem das Beamtentum. Reste mussten verwertet werden, nicht nur beim Essen.

Aus abgelegten Kleidungsstücken wurde Kinderkleidung geschneidert, ein übrig gebliebener Stofffetzen als Putzlumpen verwendet. Ratgeberzeitschriften für (Haus)Frauen, denn vor allem sie mussten sparsam wirtschaften, erlebten hohe Auflagen: Aus Altem mach' Neues, gestalte dein Heim mit eigener Kreativität. Das Leben in den Städten war teuer genug. Damals hatten die meisten draußen vor der Stadt noch einen Acker oder sogar etwas Vieh, um die Familie durchzubringen. Mit der Gesundheitsbewegung gegen Ende des 19. Jahrhunderts lastete noch ein zusätzlicher Druck auf den Hausfrauen: das Essen musste nicht nur preisgünstig, sondern auch gesund gekocht sein.

Früher war manches besser

Vor der massiven Industrialisierung des 19. Jahrhunderts gingen die Menschen eigentlich viel überlegter und bedachter mit ihren Ressourcen um. Lange bevor die Bezeichnung „Umweltschützer" geprägt wurde, kümmerten sich die Menschen umsichtig um ihren Lebensraum – nicht aus wahltaktischen Gründen, sondern weil sie überleben wollten. Hätten die Fischer des Drei-Länder-Gewässers Bodensee nach Prämissen von Gewinnmaximierung gehandelt und nicht danach, dem

See nur so viele Fische zu entnehmen, wie zum Handel und dem eigenen Lebenserhalt gebraucht wurde, der See wäre heute ausgebeutet und abgefischt.

Die Nachhaltigkeit und der Wald

Der Nachhaltigkeitsgedanke, wie wir ihn heute kennen, stammt aus dem Wald. Schon 1713 veröffentlichte der Leiter des sächsischen Oberbergamtes in Freiberg in Sachsen in „Sylvicultura oeconomica" Prinzipien für nachhaltige Forstwirtschaft. Der seinerzeit boomende Bergbau „verschlang" Unmengen an Holz, das den Wäldern entnommen wurde. Carlowitz plädierte dafür, ein Gleichgewicht zwischen Entnahme und Aufforstung herzustellen, damit Wald kontinuierlich und nachhaltend genutzt werden könne. Anna-Amalia von Braunschweig-Wolfenbüttel nahm diese Anregung auf und führte im Herzogtum Sachsen-Weimar 1775 eine Forstreform durch. Sie wies eine Bewirtschaftung des Waldes mit Blick auf die kommenden Generationen an.

Der mit der Industrialisierung einhergehende Raubbau an Rohstoffen und Ressourcen war eine der Folgen des Fortschritts, dessen „Rechnung" wir jetzt bekommen.

Nach uns die Sintflut?

Wenn wir weitermachen wie bisher, zerstören wir sowohl unsere wie auch die Lebensgrundlagen unserer Enkel. Deshalb ist

Umdenken angesagt. Es darf uns nicht egal sein, was durch und nach uns kommt. Wir bewirken etwas für unsere Enkel, wenn wir zukunftsorientiert denken und handeln statt rückwärtsgewandt. Die Gestaltung der Zukunft ist Aufgabe aller Generationen, nicht nur der Jugend. Zumindest wäre es angebracht, die Enkel zu unterstützen und deren diesbezügliche Äußerungen nicht als Spinnerei abzutun. Lassen Sie sich berichten, was die jungen Menschen umtreibt, fragen Sie, wie Sie helfen, welchen Beitrag Sie leisten könnten. Denn Nachhaltigkeit ist, wie die Autorin Annette Kehnel treffend vermerkt, „die einzige Überlebensstrategie, die wir haben."

Was hinterlassen wir?

Zwei gravierende Probleme unserer Zeit sind die Bevölkerungsexplosion und der Treibhauseffekt (Klimawandel).

Bevölkerungsexplosion

Global gesehen vermehrt sich die Menschheit in einem Ausmaß, das die Möglichkeiten ihrer Ernährung übersteigt. Vor allem in den Dritte-Welt-Ländern ist die Geburtenrate hoch, weil in ärmeren Ländern viele Nachkommen der Ersatz für fehlende Sozialsicherungssysteme sind. Armut und Bevölkerungswachstum hängen, so gesehen, unmittelbar zusammen. Je höher gebildet und wohlhabender ein Land ist, desto weniger Kinder gibt es. Das liegt mit daran, dass in wohlhabenden

Ländern Frauen selbstbestimmter leben und bestimmen, ob, wann und wie viele Kinder sie bekommen wollen.

Laut Ann-Kathrin Schewe, Berlin Institut für Bevölkerung und Entwicklung, fahren die USA Republikaner, wenn sie an der Macht sind, die Hilfsgelder für sexuelle Selbstbestimmung und Geburtenregelung herunter.

Trump wie Bolsonaro, der gegenwärtige brasilianische Präsident, proklamieren stets ihre strikte Haltung gegen Abtreibung. Mit dieser Strategie heimsen sie Stimmen bei Wählern, die ebenso konservativ wie einfältig gestrickt sind. Bolsonaro sagte seine Teilnahme am legendären Karneval in Rio ab, weil der zu „sündig" sei, was konservative Christen zu Jubelstürmen über ein Staatsoberhaupt, das „Flagge zeigte", hinriss. Dass dieser Präsident ohne Skrupel der indigenen Bevölkerung ihren Lebensraum einschränkt, indem er die legale und illegale Abholzung des Regenwaldes aus Profitgier vorantreibt und damit seinen nicht unerheblichen Teil zur globalen Klimaerwärmung beiträgt, was soll's! Die simplen Ansprüche der Konservativen sind erfüllt: kein sündiger Karneval und keine Kindstötung im Mutterleib. Alles andere wird bisher ignoriert.
Bisher.

Jedoch wird Brasilien inzwischen vermehrt von Starkwetterereignissen getroffen, die viele Menschenleben fordern. Wer persönlich betroffen ist, ändert meistens seine Haltung zum

Klimawandel. Auch die Protestaktionen gegen das brasilianische Staatsoberhaupt mehren sich.

Treibhauseffekt

Treibhäuser aus Glas oder verglaste Veranden sind Räume, bei denen die Sonnenstrahlen ungehindert eindringen. Solche Räume erwärmen sich sehr schnell, weil die Sonnenstrahlen wie eine Raumheizung wirken. Aufgrund dieses Effekts kann im Treibhaus bereits dann Salat, Obst oder Gemüse wachsen, wenn es draußen noch viel zu kalt dafür wäre. Jedoch im Sommerhalbjahr müssen Gärtner sehr gut aufpassen, weil das Treibhaus sich dermaßen aufheizt, dass die Pflanzen vertrocknen oder verbrennen aufgrund zu großer Hitze.

Ähnlich wie bei unserer Erde. Weshalb die Klimaerwärmung auch Treibhauseffekt genannt wird.

Kilometerhoch über der Erde befindliche Gase wirken wie Filter, indem sie Sonnenstrahlen in optimaler Intensität auf die Erde treffen lassen und ein Teil dieser Wärme wieder in die Atmosphäre reflektiert wird. Ein wunderbares System, das unseren Planeten bewohnbar macht. Wenn es nicht gestört wird.

Wird dieses System gestört, entweicht nicht mehr genügend Wärme in die Atmosphäre. Das Ergebnis ist das aufgeheizte „Treibhaus Erde", die globale Erwärmung.

Der Störenfried heißt CO_2 (Emissionen). CO_2 entsteht beispielsweise beim Autofahren, kochen oder heizen. Überhaupt beim Verbrennen fossiler Energieträger. Bäume, Pflanzen und Meeresalgen sind zwar so beschaffen, dass sie CO_2 wieder in Sauerstoff umwandeln können, jedoch ist auch hier die Kapazitätsgrenze erreicht. Wir produzieren inzwischen so viel CO_2, dass alle Bäume und Pflanzen der Erde überfordert sind.

Diese „Überproduktion" CO_2 steigt in die Atmosphäre auf und bringt die Zusammensetzung des Gasgemisches, das für die Dosierung der Erdwärme zuständig ist, durcheinander. Weshalb immer mehr Sonnenstrahlen als bisher durch diese Atmosphäre dringen. Der Rückweg der Wärme wird durch die abschirmende Wirkung des Treibhausgases versperrt, so dass die Wärme ständig auf die Erdoberfläche reflektiert wird und es bei uns deshalb wärmer wird. Auch strahlen Autos, Computer, Fabriken durch den Energieverbrauch zusätzlich Wärme ab, die ebenfalls nur schlecht durch die CO_2-Barriere entweichen kann. Deshalb ist die Befürchtung, dass es uns Menschen auf unserm Planeten eines Tages so ergehen könnte, wie Pflanzen, die ungeschützt im hochsommerlichen Gewächshaus stehen, nicht unbegründet.

Seit dem 19. Jahrhundert ist bekannt, dass CO_2 aufgrund seiner physikalischen Eigenschaften zur Erderwärmung beiträgt. Beim Verbrennen fossiler Brennstoffe und dem Abholzen der Wälder, dem Trockenlegen von Mooren und der zunehmenden Vermüllung der Weltmeere werden CO_2 Speicher vernichtet. Die Folge ist ein menschengemachter Treibhauseffekt, verbunden mit einem Anstieg der globalen Durchschnittstemperatur um 1,2 Grad Celsius gegenüber dem vorindustriellen Zeitalter. Wenn wir weitermachen wie bisher, steuern wir bis Ende des Jahrhunderts auf einen Anstieg von 4 Grad Celsius zu.

Die Folgen sind inzwischen spürbar: Hitzewellen und damit verbundene gesundheitliche Probleme, bis hin zu Hitzetoten. Durch die Hitze kommt es zu Dürren und, je nach Lage, auch zu Trinkwasserknappheit. Beides bewirkt Hungersnöte, woraus gewalttätige Konflikte entstehen.

Weil sich nicht nur die Böden, sondern auch das Meer aufheizen und die warme Luft somit in der Lage ist, mehr Feuchtigkeit aufzunehmen, kommt es entweder vermehrt zu Starkregen oder Schneefällen, einhergehend mit dem Risiko von Überschwemmungen.

Hurrikans und Tornados suchen uns häufiger heim sogar dort, wo solcherart Stürme bisher unbekannt waren.

Gebirgsgletscher gelten als Frühwarnsystem des Klimawandels. Das Schmelzwasser wird in die Flüsse eingespeist. Ohne Gletscherwasser trocknen manche Flüsse aus, was für viele Menschen einen dramatischen Wassermangel nach sich zieht. Das Abschmelzen kontinentaler Eismassen auf Grönland oder der Antarktis wird uns schaurig im Fernsehen präsentiert. Noch vor ein paar Jahren hätte kaum jemand geahnt, dass massive Eisschmelze die neue Bedrohung würde. Massive Eisschmelze führt in der Folge zum Anstieg des Meeresspiegels.

Was Inselstaaten wie den Malediven nicht egal sein kann, denn sie sind unmittelbar davon betroffen. Stück für Stück verschlingt der ansteigende Meeresspiegel ihr Paradies. In spektakulären Aktionen versuchten sie deshalb, für die sie persönlich betreffenden Folgen des Klimawandels weltweite Aufmerksamkeit zu erzeugen, und wurden dabei selbst Vorreiter in Sachen Klimaschutz. Entsorgten sie vorher ihren Müll im Meer, wird Müll inzwischen entweder vermieden oder verarbeitet, Essensreste kompostiert und eigenes Gemüse angebaut, um die weiten Transportwege zu vermeiden. Boote und Kochstellen werden mit Sonnenenergie betrieben, Trinkwasser in eigenen Aufbereitungsanlagen hergestellt. Plastikflaschen sind tabu, man füllt Wasser aus Krügen ins Glas.

Bei uns in Europa droht den Niederlanden aufgrund ihrer geografischen Lage Ähnliches wie den Malediven, falls sich nichts ändert.

Innerhalb dieser Prozesse gibt es die sogenannten „Kipp-Punkte", bei denen sich Systemeigenschaften unwiderruflich verändern, wie bei der Gletscherschmelze oder dem Abtauen der kontinentalen Eismassen. Ebenso gehört das Auftauen der Permafrostböden dazu. In sibirischen Städten geraten Häuser in Schieflage, weil die Böden reißen. Das ist nicht nur ein lokales Problem, sondern hat auch global dramatische Folgen: Das

Auftauen der Permafrostböden setzt große Mengen Methan frei, was den Treibhauseffekt weiter verstärkt.

Wird schon nicht *so* schlimm werden? Es geht um intergenerationelle Gerechtigkeit!

Wird schon nicht *so* schlimm werden? Ist bereits jetzt schlimm genug. Wenn nicht jeder von uns bei sich anfängt, seinen Lebensstil klimagerecht umzustellen, werden unsere Enkel und Urenkel in einer anderen Welt leben. Einer fast unbewohnbaren Welt, wo Hunger grassiert, Wohlstand und Lebensqualität Fremdwörter sein werden.

Deshalb: warten Sie nicht auf Instruktionen von „denen da oben", sondern fangen Sie bei sich und heute an. Ihre Enkel werden es Ihnen danken.

Die Lust des Habens, die Last des Seins

Wir haben uns im Laufe des Lebens etwas geschaffen, genießen jetzt unsern Ruhestand. Eigentlich geht es uns zufriedenstellend, allen Unkenrufen zum Trotz. Und so könnten wir uns wohlig zurücklehnen. Unsere gegenwärtige Lust des Habens wird sich zu einer Last, zum Ballast aufblähen, den unsere Enkel in Zukunft mit sich rumschleppen. Schon heute drückt sie die Last des Seins. Während wir unsern Ruhestand auskosten, sorgen sie sich um ihre Zukunft.

Generationengerechtigkeit sieht anders aus, oder?

Impulse zum persönlichen nachhaltigen Handeln für Großeltern

- *besser:* Falls Sie es noch nicht getan haben, entfernen Sie Stromfresser und schaffen Sie sich dafür energieeffizientere Geräte der Klasse A an. Ersetzen Sie Ihre Leuchtmittel durch LED, die es inzwischen auch in angenehmen, gemütlichen Farben gibt. Verweigern Sie im Supermarkt den Plastikbeutel und nehmen Sie stattdessen ein Obst- oder Gemüsenetz. Versuchen Sie, verpackungsarme Produkte zu kaufen.

- *anders:* Umstellung von fossilen auf erneuerbare Energieformen. Nutzen Sie Erdwärme. Falls möglich, lassen Sie das Auto stehen und nehmen Sie für kurze Strecken das Fahrrad. Beim nächsten Autokauf steigen Sie auf ein E-Auto um. Gehen Sie mal wieder zu Fuß, Ihr Kreislauf wird es Ihnen danken. Benutzen Sie ansonsten die Bahn zum Verreisen.

- *weniger:* Wenn möglich, teilen Sie mit Ihrem (Ihren) Enkel(n) Ihr Auto: Sie lassen sich chauffieren, dafür dürfen die Enkel den fahrbaren Untersatz gerne mitbenutzen. Überlegen Sie, wo Sie persönlich und freiwillig etwas ändern können, ohne dass es von anderen aufdiktiert wurde. Falls Sie in einer Wohnung leben, die Ihnen längst zu groß ist, lassen Sie Studenten oder Auszubildende bei sich wohnen, die anstelle einer Miete Hilfs- und Dienstleistungen für Sie erbringen, wie Putzen, Einkaufen, Gartenarbeit o. a. Denn heute gilt: teilen anstatt zu besitzen. Teilen kann das neue „Besitzen" sein oder werden.

Nachhaltigkeit ergibt sich schon zwangsläufig aus dem Älterwerden, weil wir dann mit entsprechenden Einschränkungen leben müssen: manche können nicht mehr Auto fahren, müssen Diät halten usw. Warten Sie nicht, bis es soweit ist, handeln Sie jetzt und bewusst, wo es noch möglich ist, denn auch Alterseinschränkungen stellen einen gewissen Zwang dar. Leben Sie es Ihren Enkeln vor: nachhaltiges Handeln bedeutet Freude und Sinnstiftung, weil Sie einen persönlichen Beitrag für eine lebenswerte Welt leisten.

DIE MÜHEN AUS DEN AUGEN VERLOREN

Auch wir Älteren verlieren allmählich aus den Augen, wie viel Mühen es machte und macht, etwas herzustellen, zu erhalten oder wieder instand zu setzen. Heute kennen wir Automechaniker nur in hygienisch sauberer Arbeitskleidung im Gegensatz zu den früheren Jahrzehnten, wo rumgeschraubt wurde von Männern in mit Öl und Schmierfett bekleckerten Kombis.

Oder die Getreideernte. Natürlich ist es viel effektiver, wenn der Mähdrescher über die Felder fährt, Getreide erntet, drischt, Strohballen bindet. Alles in einem Arbeitsgang. Unser Großvater verdingte sich noch als sogenannter „Schnitter", Schritt für Schritt mähte er mit einer Sense das Getreide. Hinter ihm folgte seine Frau, die das geschnittene Getreide zu „Garben" band, dahinter liefen andere, die die Garben zu „Puppen" aufstellten, damit das Getreide gut durchtrocknete. Schließlich wurde mit einem Dreschflegel gedroschen oder, wenn der Bauer schon zu denen mit einem mechanisierten Fuhrpark gehörte, mit dem Dreschkasten.

Kein Wunder, dass sie damals mit Leib und Seele dabei waren, wenn „Erntedankfest" gefeiert wurde, erst in der Kirche, danach auf dem Hof: man hatte allen Grund zum Danken, denn die Ernährung war wieder für ein Jahr gesichert, die harte Mühe hatte sich gelohnt.

Oder das Wäschewaschen. Wir erinnern uns noch gut, wie in unserer Kindheit die Mütter im Morgengrauen aufstanden, Feuer unterm Waschkessel schürten, um die Wäsche auszukochen und dann von Hand zu spülen, was bei Bettwäsche wahrlich kein leichter Akt war. Dann mussten auch die Väter ran und helfen, Bettbezüge und Laken auszuwringen. So eine Waschzeit dauerte damals im Schnitt drei Tage: einweichen, waschen, aufhängen, bügeln. In einigen Gegenden fuhr man Bett- und Tischwäsche nach dem Trocknen noch zur „Wäscherolle", wo sie kalt gemangelt wurde. Das alles war hausfrauliche Schwerstarbeit. Als dann endlich die ersten Waschmaschinen auf den Markt kamen, welch eine Erleichterung! Inzwischen sind wir es gewohnt, dass wir uns beim Wäschewaschen nicht mal mehr die Hände nass machen. Die sogenannten „Waschküchen" gibt es heute in den Mietshäusern ebenso wenig wie die gemauerten Waschkessel, die großen Wannen und Zuber. Aus Waschküchen wurden Trockenräume, Fahrradkeller o. ä.

Wir könnten diese Aufzählung weiter fortführen und Sie sicher auch. Ob es ums Putzen geht, wie es früher auf der Bank zuging oder der Post, am Bahnhofsschalter, beim Telefonieren, in der Industrie, im Handwerk, im Krankenhaus, beim Arzt. Das ganze Leben wurde nach und nach zwar immer leichter, aber auch komplizierter und ist heute vielen älteren Menschen wie ein Buch mit sieben Siegeln, seitdem die Digitalisierung Einzug gehalten hat.

Nehmen wir die Werbung. Sie kennen die „lila" Kuh eines bestimmten Schokoladenherstellers. Besonders Stadtkinder waren, durch diese Werbung geprägt, der Meinung, Kühe seien lila. Weshalb sich viele wunderten, wenn ihnen auf Almen oder Weiden schwarz gefleckte oder braun gescheckte Kühe gegenüber standen.

Erinnern wir uns der 90er Jahre, wo man die Gesellschaft als „Spaßgesellschaft" bezeichnete. Alles schien damals unbegrenzt und erreichbar. Der Kalte Krieg war Geschichte, die Politik handelte nach dem Motto: Friede, Freude, Eierkuchen, was sich auf die Bevölkerung übertrug, trotz Balkan- und Irakkrieg. Man fuhr in den Urlaub, flog um den halben Erdball, ging shoppen. Es war alles möglich und alles vorhanden. Man brauchte nur das entsprechende Geld und genügend Zeit. Zugreifen, wo immer sich etwas bot. Alles ohne Mühe: das Brot kam vom Bäcker, die Milch aus dem Supermarkt. Kleidung war so billig, dass sich selber schneidern oder stricken, geschweige denn flicken, kaum lohnte.

Es lebte sich leicht. So kam der Gedanke an die Mühen abhanden und so verlor sich allmählich auch die Wertschätzung vor den Menschen, die etwas schafften und damit die Wertschätzung vor ihren Produkten. Die Wegwerfgesellschaft lief zur Hochform auf. Produkte wurden (billige) Konsumartikel und keine Wertschöpfung, hervorgebracht aus Kreativität, Fleiß und Energie. Wegwerfen den Konsumenten auf diese Art und Weise leicht gemacht. Lebensmittel wurden lange weit unter ihrem eigentlichen Wert verkauft, was das Mindesthaltbarkeitsdatum überschritten hatte, nicht nur von Supermärkten im Müll entsorgt.

Es gilt, bei unsern Enkeln ein Bewusstsein dafür zu schaffen, dass alles, was sie in Händen halten – vom Fahrrad übers Handy bis zum Döner – mit Mühen verbunden ist. Das Herstellen eines Drahtesels oder das Backen von Dönerbrot, das Schnippeln der verschiedenen Gemüse, das Herstellen des Dönerfleisches – alles braucht fleißige Hände und kluge Köpfe. Wecken Sie in sich und den Enkeln die „Ehrfurcht" vor der Arbeit anderer. Auch vor der Arbeit derer, die quasi bei uns um die Ecke wohnen, sprich, vor der Arbeit der regionalen Erzeuger. Kaufen Sie deshalb regionale und saisonale Produkte, es braucht an Weihnachten keine frischen Erdbeeren. Wie wäre es mit eingefrorenen oder eingeweckten Früchten aus unseren Vorräten?

Das T-Shirt, das Sie im Billigmarkt kaufen, hat bis zu seiner Fertigstellung mehr Länder bereisen müssen, als Sie vermutlich jemals zu Gesicht bekommen werden. Warum es so spottbillig ist? Weil in Billiglohnländern Frauen und Männer, auch Kinder, stundenlang sitzen und nähen. Sie haben keine gewerkschaftlich gesicherten Stundenlöhne oder Arbeitsbedingungen wie bei uns in Westeuropa, deshalb sind diese Produkte für den sprichwörtlichen „Appel und das Ei" bei uns zu kaufen. Mit so einem Einkauf sichern Sie meistens noch nicht mal das Existenzminimum dieser geschundenen Arbeitnehmer. Ähnliches trifft auch auf Produkte wie Hightech-Geräte zu.

Versuchen Sie deshalb bei Ihren Enkeln ein Bewusstsein dafür zu wecken, dass jedes Produkt Wertschätzung verdient. Wir legen Ihnen entsprechende Museen ans Herz, wie Bauernmuseen und andere, in deren Ausstellungen Sie die Lebens- und Arbeitswelt der vergangenen Jahrzehnte und Jahrhunderte (wieder)entdecken. Es geht hier nicht um nostalgische Verbrämung, sondern um geschichtliche Fakten, die sachlich informieren und klarstellen, dass alles eine Geschichte hat, eine Entwicklung. Kein Computer ist einfach vom Himmel gefallen, sondern, bis es so weit war, brauchte es viele Jahre und kreative Köpfe Vorlaufzeit. Keine Taktstraße in der Fabrik funktioniert von sich aus, sondern sie muss programmiert und überwacht werden. Auch bei der Automatisierung sind zu Beginn und während der Produktion kluge Köpfe gefragt. Wenn wir das im Bewusstsein der Enkelgeneration verankern könnten, würde es viel zu einem Klima der Wertschätzung und des Respekts beitragen.

REPARIEREN IST (WIRD) WIEDER TREND

Reparieren bedeutet Achtung vor der Arbeit anderer

Früher hatte das Reparieren einen anderen (Stellen)Wert in der Gesellschaft. „Das kann man doch noch flicken, reparieren, wieder in Ordnung bringen", waren gängige Sprüche, mit denen unsere Vorfahren uns aus Sparsamkeitsgründen vom Neukauf abhalten wollten. War das Mädchen aus dem Rock herausgewachsen, wurde zur Verlängerung ein Stoffstreifen angenäht und schon war die Kleine wieder schick gekleidet. Es gab den Beruf der Flicknäherin. Das war eine Frau, die ins Haus kam und sich der Flickwäsche annahm: Bettwäsche, die Löcher aufwies, Strümpfe sowieso, Tischwäsche, die Risse hatte, Oberhemden, wo Knöpfe fehlten u. v. m.
Um solcherlei Handarbeitstechniken zu beherrschen, wurden die jungen Damen früher auf die „Bräuteschule" geschickt.

Aus alt mach' neu

Wir sind in einem Land geboren und aufgewachsen, wo Reparieren gang und gäbe war. Da die DDR kaum über nennenswerte Rohstoffvorkommen verfügte, war man darauf angewiesen, möglichst viel wieder instand zu setzen, aus altem Neues zu machen. Es gab sogenannte „Neuererbrigaden", Arbeitsteams, die aus vorhandenem Material neue Maschinen entwickelten. Das Besondere an ihnen war, dass sie mit Mitteln zu arbeiten verstanden, die wenig oder gar keine neuen Rohstoffe oder Geldmittel erforderten. Als die DDR praktisch schon im Staatsbankrott war, hatte sich fast jeder Einwohner zu einem ganz praktischen Bastler gemausert. Pech für solche, die zwei linke Hände hatten. Zwar sollen diese Zeilen nicht den Eindruck erwecken, als hätten wir Heimweh nach den Zeiten vor der Wende oder fehlte uns was, dennoch sind diese Verhältnisse ein gutes Beispiel dafür, wie es sich in einer „Nichtwegwerfgesellschaft" lebte. Das hatte nichts mit Umweltschutzdenken zu tun, gerade die DDR war eine der schlimmsten Umweltsünderinnen ihrer Zeit.

VEB Dienstleistungskombinat

Unter dem Dach des volkseigenen Betriebs Dienstleistungskombinat fanden sich Reparaturwerkstätten für Uhren, Haushaltsgeräte, Radio, Fernsehen, Fahrräder, Motorräder. Der Kunde konnte seine Filme zum Entwickeln, seine Sachen zur chemischen Reinigung abgeben oder die Wäsche für die Wäscherei. Damenstrümpfe wurden zum Repassieren angenommen, denn DDR-Damenstrumpfhosen waren sehr teuer, da lohnten die paar Pfennige fürs Aufmaschen.

Die meisten Annahmestellen waren in einem Komplex mit Kaufhalle und Poststelle zu finden. Das große Schild „Komplexannahmestelle" wies den Bürger darauf hin, dass hier fast alles zur Reparatur angenommen wurde.

Ende der 60er Jahre leisteten sich meine Eltern das Taschenradio „Cosmos-M", ein sowjetisches Produkt, das quadratisch handtellergroß war und nur zwei Knöpfe hatte: einen für die Lautstärke, einen fürs Tuning. Es gehörte ab dann zum Frühstücksritual: Nachrichten und Musik zu hören und die Uhrzeit angesagt zu bekommen. Ich hatte schnell die Frequenz von Radio Luxemburg herausgefunden und versüßte mir abends meine Pflicht, die Küche in Ordnung zu bringen, mit der Hitparade. Der Empfang beim Tisch war sehr verrauscht, besserte sich aber, sobald ich das Radio ganz oben auf dem Küchenschrank platzierte. Leider knallte mir der Apparat dabei öfter auf die Küchenfliesen und das Gehäuse bekam Risse. Schließlich geschah das Drama: das Gehäuse zerbarst völlig und mit ihm auch das Innenleben von „Cosmos M". Wir sammelten alles in eine Tüte und brachten es diesmal nicht zur Komplexannahmestelle, sondern in einen Rundfunk- und Fernsehladen, der in privater Hand war und dessen Inhaber meine Eltern kannten. Weder lehnte die Besitzerin die Reparatur ab noch bot sie uns stattdessen ein neues Radio an. Es war gar keine Frage: das kleine Radio würde repariert werden. Aber, so wurden wir darauf hingewiesen, es würde etwas dauern. (Vielleicht kamen die Ersatzteile ja aus Moskau, wer weiß?) Wir bekämen eine schriftliche Benachrichtigung wie damals üblich. So blieb es über Wochen morgens beim Frühstück still und meine Abwaschpflicht wurde immer trister. Nach etwa drei

Monaten beschloss unsere Mutter nachzufragen, was mit unserm Radio sei. Mir war etwas mulmig zumute, denn die Reparaturkosten sollten von meinem Taschengeld abgehen. Die Ladenbesitzerin konnte sich zunächst gar nicht mehr an diesen Reparaturauftrag erinnern, ging nach hinten und kam gleich darauf mit einem wie neu aussehenden kleinen Taschenradio zurück. Als meine Mutter ihre Geldbörse zückte, winkte sie nur ab und sagte halblaut, es sei ihr peinlich, dass man vergessen hatte, uns eine Benachrichtigung zu schicken, denn das Radio stünde schon seit Wochen zur Abholung fertig repariert. Wie erleichtert ich war, lässt sich denken.

Wo dieses kleine Radio blieb, das inzwischen für viele ehemalige DDR-Bürger ein Liebhaberstück ist, ich weiß es nicht. Geblieben ist die Erinnerung, dass Reparieren damals eine gängige und vernünftige Alternative war.

Fast fünfzig Jahre nach der „Cosmos M" Reparatur machte unser Wäschetrockner schlapp und wir beschlossen, ihn reparieren zu lassen, was beim Monteur Kopfschütteln verursachte, denn für den finanziellen Aufwand, so sein Credo, hätten wir leicht einen neuen gekauft.

So ändern sich die Zeiten. Wegschmeißen als Lebensphilosophie, entsorgen und gut.

Unlängst versagte der Brenner unseres Heizungsofens, Ursache war ein winziges Teil, das nur wenige Euro gekostet hätte, aber leider einzeln nicht mehr verfügbar war, weshalb der ganze Brenner für über tausend Euro ausgetauscht werden musste. Reparieren bringt anscheinend keine Marge. Leider.

Es wäre an der Zeit, dass ein Umdenken einsetzt und es wieder billiger wird, etwas zu reparieren, als neu zu kaufen. Das beginnt bei Schuhen und endet bei Großgeräten.

Dazu eine weitere Anekdote aus unserm damaligen DDR-Alltag. Meine Eltern bekamen von Oma und Opa aus dem Westen eine Kühltruhe von „Quelle" (dieses Versandhaus kennen die Enkel nicht mehr) geschenkt. Das war möglich, wenn das Produkt in Devisen, sprich Westmark, bezahlt wurde. Mein Vater, gründlich wie immer, las sich die beiliegende Gebrauchsanweisung genau durch und fand heraus, falls die Kontrolllampe erlöschen würde, wäre die Kühltruhe nicht mehr funktionstüchtig. Nach dem Ersatz des Kontrolllichts wäre sie wieder einsatzbereit. Als gelernter DDR-Bürger schrieb er darum seinen Eltern, sie mögen ihm doch bitte so ein kleines Ersatzlämpchen besorgen. Ich stelle mir meine Großmutter, die eine resolute Frau war, in so einem „Quelleshop" vor, wie sie dort, dem Wunsch ihres Sohnes entsprechend, nach dieser winzigen Ersatzbirne verlangte und die Damen und Herren überhaupt nicht begriffen, was sie wollte. Wie Großmutter darauf käme, dass dieses Lämpchen kaputt gehen könnte, fragten sie zurück. Großmutter, die sonst immer bekam, was sie wollte, die jeden Verkäufer zur Weißglut brachte und dazu, im Lager so lange herumzuwühlen, bis er fand, was sie begehrte, musste das Geschäft diesmal unverrichteter Dinge verlassen. Es gab kein Ersatzlämpchen, die Auskunft der Angestellten hatte lapidar gelautet: Es gibt keine Birne, denn die Birne geht nicht kaputt, wozu einen Ersatz bereitlegen? Die Gefühlswelt meiner Eltern wechselte bei dieser Auskunft von Fassungslosigkeit zu Triumph: geht nicht kaputt. Da war jemand völlig überzeugt von seinem Produkt. Es braucht keine Ersatzlampe. Übrigens stimmte die Auskunft.

Vor sechzig Jahren muss es für solche Firmen eine persönliche Ehre gewesen sein, wenn ihre Haushaltsgeräte ewig und drei Tage einwandfrei liefen. Reputation schien mehr zu bedeuten als Profit.

Hier stimmen wir mit der jungen Generation völlig überein: es muss sich etwas ändern. Berge von Waschmaschinen, Trocknern, Geschirrspülern und anderen ausgemusterten Geräten sollten endlich der Vergangenheit angehören. Es müsste sich wieder lohnen, seine Waschmaschine zwanzig Jahre laufen zu lassen, ohne dass Störungen eingebaut oder einkalkuliert werden.

Als Reparieren noch gang und gäbe war

Auch unsere Vorfahren haben repariert und vom Reparieren gelebt. Sind Sie schon mal über einen Mittelaltermarkt geschlendert? Da sitzen noch Sattler oder Schuhmacher und führen ihr Handwerk vor.

Mit der Industrialisierung sind manche Handwerksberufe verschwunden. Im Mittelalter soll es beispielsweise in Frankfurt am Main mehr als vierzig verschiedene Schmiede gegeben haben: Kesselschmied, Hufschmied, Goldschmied, Messerschmied usw.

Inzwischen träumen wir Autorenpaar davon, dass es sowas wie mobile Reparaturtrupps gibt, einen Bus beispielsweise, der regelmäßig durch Wohngegenden und über die Dörfer fährt, manches gleich vor Ort repariert und anderes mitnimmt und beim nächsten Mal instand gesetzt wieder mitbringt. Das wäre doch ein innovatives Zukunftsprojekt.

Heiteres Beruferaten

Kennen Sie diese Berufe eventuell noch von früher oder aus den Berichten Ihrer Vorfahren?

Stellmacher: Fertigte Räder und Wagengestelle aus Holz und auch andere Geräte.

Böttcher: Fertigte runde und ovale Holzgefäße für die Wein- und Landwirtschaft.

Kupferstecher: Kopierte Gemälde und Illustrationen auf Kupferplatten für den Buchdruck.

Schriftsetzer: Arbeitete noch vor 25 Jahren im Buch- und Zeitungsdruck, indem er Seite für Seite aus einzelnen Buchstaben zusammensetzte.

Zeidler: Hütete die Wildbienen, handelte mit Wachs und Honig.

Kaffeeriecher: Wurde gegen den Kaffeeschmuggel im 18. Jahrhundert eingesetzt. Nur der Staat durfte Kaffee importieren, weshalb Kaffeeriecher zwischen den Waren ungesetzlich eingeführten Kaffee erschnüffeln sollten.

Abtrittsanbieterin: Erst im 18. Jahrhundert wurde das öffentliche Urinieren oder Koten unter Strafe gestellt. Die Abtrittsanbieterin trug einen riesigen Umhang und darunter einen Eimer. Gegen einen Obulus konnte man unter dem Umhang verschwinden und seine Notdurft erledigen.

Fischbeinreißer: Arbeiteten die Hornplatten, die Barten von Walen, sauber heraus. Ihr Produkt wurde als Streben in Schirmen oder zur Verstärkung von Korsetts, Hüten und Reifenröcken gerne genommen.

Bremser: Bremsten in den Anfangsjahren der Eisenbahn die Waggons, denn die Züge hatten noch keine durchgehenden Bremsseile. Dafür saßen die Bremser in einem kleinen Bremserverschlag, der hinter jedem Waggon angebracht war und bremsten nach einem bestimmten Loksignal, damit es alle gleichzeitig taten und somit ruckfrei, mit einer Handkurbel.

Lichtputzer: Im 17. und 18. Jahrhundert schnitten sie während der Theateraufführungen die Dochte der Kerzen zurück, füllten Öl in die Lampen, steckten neue Kerzen auf und sorgten so dafür, dass die Zuschauer der Vorstellung ungestört folgen konnten.

Rohrpostbeamter: Die Rohrpost ist noch gar nicht solange aus unseren Städten verschwunden und manche Firma bedient sich ihrer noch heute. Rohrpostbeamte hatten dafür zu sorgen, dass die Kapseln ins richtige Rohr gesteckt, per Knopfdruck losgeschickt wurden und schließlich beim richtigen Empfänger innerhalb weniger Momente ankamen.

Märbelpicker: Machten die Vorarbeit für die Herstellung von Murmeln. Sie zerschlugen Steine oder Marmor in kleine Würfel, die dann in den Mühlen zu Murmeln rund geschliffen wurden.

Harzer: Entfernte einen Teil der Baumrinde und kerbte den Stamm ein. Das darunter gehängte Töpfchen fing das herauslaufende Baumharz auf. Harz war die Grundlage für Schmier-, Dichtungs- und Lösungsmittel.

Sandmann: Sand wurde früher als Reinigungsmittel verwendet. Sandmänner rieben den abgebauten Sand fein und verkauften ihn an die Haushalte.

Büromaschinenmechaniker: Wenn sich in der Schreibmaschine die Typen verklemmten oder verklebten, wenn die Walze das Papier nicht mehr richtig transportierte, dann brachte man die Schreibmaschine zum Büromaschinenmechaniker.

Ameisler: Sammelte Ameisenpuppen und verkaufte sie getrocknet an Vogelliebhaber, damit die ihre Lieblinge in den

Käfigen füttern konnten. Dieser Beruf soll sich in Österreich bis in die 1960er Jahre erhalten haben.

Rattenfänger: Wurde von der Stadt bestellt, um die Ratten zu bekämpfen. Oft tauchte er auch ins Kanalsystem ab, um direkt die Rattennester zu vernichten.

Klageweib: Sie werden schon in der Bibel erwähnt. Sie klagten und barmten stellvertretend für die Angehörigen am Sarg des Verstorbenen.

Reepschläger: Auf der Hamburger Reeperbahn wurden früher lange Seile für die Schifffahrt gedreht, das machten die Reepschläger.

Modist: Hier handelt es sich um Hutmacher.

Weißnäherin: Handtücher, Tischwäsche, Bettwäsche, Laken usw. gehörten früher zur sogenannten Aussteuer und waren allgemein weiß. Die Weißnäherin war auf diese Stoffe spezialisiert und nähte oder verzierte alles entsprechend.

Blaudrucker: Blaudruck ist eine alte, sehr aufwändige Textildrucktechnik, die nur noch wenige beherrschen.

Wagner: Baute die Karosserie von Kutschen.

Drahtzieher: Zog aus Metallen in Handarbeit Drähte.

Lumpensammler: Sammelte Lumpen u. a. zur Papierherstellung.

Posamentierer: Stellen Borten, Quasten, Troddeln aus verschiedenen Garnen her.

Eisschneider: Schnitten im Winter aus den zugefrorenen Seen Eisblöcke, die dann in unterirdischen Kellern eingelagert wurden.

Wer repariert, bekommt Bestätigung – oder wird für verrückt, geizig und hinterwäldlerisch gehalten

Reparieren muss wieder Trend werden. Gerade in diesen Zeiten, wo Warennachschub nicht so einfach und selbstverständlich nachkommt.

Amazon und Co., so bequem sie sind, verführen doch immer mehr dazu, neu zu kaufen, anstatt zu reparieren. Auch überquellende Altkleidercontainer beweisen, dass Neukauf einer Reparatur oder Änderung vorgezogen wird. Allmählich droht unser Planet nicht nur im Plastikmüll, sondern auch unter Altkleidern zu versinken. Haben Sie schon einmal darauf geachtet, wie viel Secondhand-Läden es inzwischen in größeren Städten gibt? Nicht nur von privater Hand. Auch Hilfsorganisationen betreiben inzwischen in bester Innenstadtlage Läden, in denen es ausschließlich Waren aus zweiter Hand gibt, und zwar nicht nur abgelegten billigen Kram, sondern hochwertige Textilien, Schuhe und Handtaschen.

Reparieren vor Wegwerfen

Reparieren verlängert die Lebensdauer der Geräte. Geräte, die nach langer Lebensdauer plötzlich einen Defekt aufweisen, beweisen eigentlich, dass sie etwas taugen, denn sie sind lange gelaufen.

Handwerker statt „Fachidioten" gefragt

Deshalb sollte gelten: Reparieren vor Wegwerfen. Aus diesem Grund werden zum Reparieren technischer Haushaltsgeräte mehr universell einsetzbare Ersatzteile, die in die Geräte gleich mehrerer Markenhersteller passen, benötigt. Auch die Umstellung auf mehr Arbeitszeit anstelle von mehr Materialaufwand wäre wichtig. Jemand hat es mal treffend formuliert: Handwerker, die sich nur aufs Teiletauschen spezialisieren, werden für die Hersteller zu „Hilfsarbeitern".

Reparieren bedeutet, etwas wieder in den früheren, intakten Zustand zu bringen und damit eine Reduktion von Müll, z. B. Elektroschrott. Weniger Müll gäbe der Natur Gelegenheit, sich zu regenerieren.

Beim Reparieren heißt es, vorrangig den Verstand, anstatt das jeweilige Handbuch einzusetzen. Oft hat eine kleine Ursache schon eine große Wirkung, wie beispielsweise ein verstopftes Flusensieb oder ein verschlossener Wasserhahn an der Waschmaschine oder ein verkalkter Zulaufschlauch der Geschirrspülmaschine.

Reparaturcafés liegen immer mehr im Trend

In einem Reparaturcafé werden in lockerer Atmosphäre Alltags- oder Gebrauchsgegenstände repariert, die meistens anderswo keine Chance mehr bekämen. Beispielsweise Uromas alte Nachttischlampe, ein Liebhaberstück. Auch bei eBay ersteigerte Gegenstände, die dann doch nicht funktionieren, werden hier unter die Lupe genommen und meistens wieder instand gesetzt.

Im Koalitionsvertrag festgeschrieben

Übrigens hat auch die gegenwärtige Ampelkoalition ein Recht auf Reparaturen festgeschrieben.

Pilotprojekt Thüringen

Das Bundesland Thüringen hat für 2022 ein Pilotprojekt gestartet: Wer etwas reparieren ließ, bekam vom Land einen Gutschein in Höhe von 100 EURO als Beihilfe für das laufende Jahr.

Die Macht der Hersteller muss gebrochen werden

Gerade bei digitalen Geräten wie Smartphone und Co. ist die Macht der Hersteller besonders erkennbar, wenn nach einer begrenzten Nutzungszeit Sicherheitsupdates eingestellt und die Geräte damit unbrauchbar werden. Besonders für Senioren eine sehr ärgerliche Sache. Hat man sich endlich mit dem Display und den Apps vertraut gemacht, muss man sich wieder umgewöhnen, umlernen, was mit steigendem Alter nicht einfacher wird. Die beste Lösung wäre frei verfügbare Software, aber das bleibt wohl vorerst Wunschdenken.

Die Ampel denkt um

Weil neue Geräte immer neue Rohstoffe erfordern und damit die Umweltbilanz weiter in den negativen Bereich sinkt, denkt die Ampelkoalition um. Die „Kreislaufwirtschaft" wird inzwischen nicht mehr als Abfallwirtschaftssystem verstanden, sondern beginnt schon bei der Produktherstellung und nicht erst beim Recycling.

Frankreich als Vorreiter

Französische Geräte haben inzwischen einen Reparatur-Index als Geräteinformation, anhand dessen für jeden Kunden ersichtlich wird, wie einfach oder schwer das Gerät zu reparieren ist. Noten zwischen 1 und 10 zeigen dem Verbraucher Kriterien wie Zerlegbarkeit des Gerätes oder Verfügbarkeit von Ersatzteilen.

Die deutsche Industrie

Die deutsche Industrie gibt sich zwar offen für das französische Beispiel aber nicht für einen nationalen Alleingang, sondern nur für eine EU-weite Regelung. Womit dieses Anliegen in weite Ferne verschoben ist. Schließlich wollen Hersteller nicht reparieren, sondern verkaufen.

Trotz alledem

Generalüberholte, gebrauchte Geräte werden beliebter. Ein Zeichen, dass Umdenken eingesetzt hat, denn jedes gebrauchte Gerät spart Treibhausgas.

Sie können sich gerne kundig machen, es gibt generalüberholte Handys genauso wie Laptops und andere Geräte. Sie werden meistens mit Garantieversprechen geliefert und funktionieren tadellos. Wir sind sogar dazu übergegangen, Bücher aus zweiter Hand zu kaufen. Zwar gibt es die neuesten Neuerscheinungen hier nicht, aber mit ein bisschen Geduld, können Sie einige Zeit später ein gut erhaltenes, fast neu aussehendes Exemplar Ihres Lieblingsautoren in Händen halten, für einen Bruchteil des eigentlichen Ladenpreises. Nicht nur für Senioren ein Superangebot.

Was hat die Dresdner Frauenkirche damit zu tun?

Die Dresdner Frauenkirche wurde 1945 nicht beim eigentlichen Bombenangriff auf die Stadt zerstört. Sie stürzte erst zwei Tage später ausgebrannt in sich zusammen aufgrund der enormen Hitze, verursacht vom Feuersturm, der auf das Bombardement folgte. Jahrzehnte lang blieb dieser Trümmerberg als Mahnmal unangetastet liegen, bis sich nach der Wende ein paar beherzte Dresdner Bürger ans Werk machten. Was mit einem Aufruf begann, wurde zu einer globalen Aufgabe: aus aller Welt kamen Spenden nach Dresden, um den Wiederaufbau der Frauenkirche zu unterstützen. Aber warum erzählen wir Ihnen das alles und warum in diesem Kapitel? Ganz einfach: die Dresdner Frauenkirche war eines der ersten Bauwerke, wo der sogenannte „Archäologische Wiederaufbau" praktiziert wurde. Das bedeutete, den Trümmerberg Stück für Stück abzutragen, jeden einzelnen Stein genau zu vermessen, auf Statik zu prüfen und zu katalogisieren, wo sich dieser Stein einmal im ursprünglichen Bauwerk befunden hatte. Bauunterlagen waren glücklicherweise vorhanden. Stein um Stein wurde der Trümmerberg in das wiedererbaute Gotteshaus eingefügt, Lücken mit neuen Steinen gefüllt.

So wurde und wird die sogenannte „Bricolage" praktiziert, wo aus zur Verfügung stehenden Mitteln ein Problem gelöst wird, anstatt sich dafür neue Mittel zu beschaffen. Auch beim Straßenbau können Sie ähnliches beobachten.

Die Natur macht es uns vor

Die Natur kennt keinen Restmüll, denn sie verwertet alle organischen Stoffe. Tiere, die im Wald verenden, zersetzen sich und werden wieder in den Naturkreislauf eingefügt. Bäume, deren Rinde beschädigt ist, „reparieren" sich selbst und werden auf diese Weise immer stärker. Geschickte Gärtner schienen abgeknickte Zweige und verhindern, dass sie vertrocknen. Selbst die menschliche Natur ist durch ihre Selbstheilungskräfte auf „Reparatur" ausgelegt. Schwerkranke werden ins künstliche Koma versetzt, damit sich die Selbstheilungskräfte ungestört aktivieren. Eine Schramme, eine Schnittwunde, sie verheilen wie von selbst. Warum? Weil unsere Selbstheilungskräfte dafür sorgen. Die Natur macht es uns vor: reparieren, anstatt entsorgen.

Wenn wir also, anstatt zu reparieren, immer nur Schrott anhäufen, ist in unserm System etwas faul.

Beziehungen reparieren

Manchmal, so scheint es, ist diese eingefleischte Wegwerfmentalität auch auf unsere zwischenmenschlichen Beziehungen übergesprungen: Schwierigkeiten mit dem Partner, der Partnerin? Entsorgen, d. h., trennen, jemand anderen suchen. Das Reparieren von Beziehungen ist zugegebenermaßen nicht so einfach, weil es dafür weder Patentlösungen noch genormte Ersatzteile gibt. Dennoch scheinen viele, wie beim Geräteinstandsetzen auch, den Aufwand und die Mühe zu scheuen.

Das Gleiche gilt – und hier setzen wir unseren besonderen Schwerpunkt – für die Beziehungen zwischen den Generationen.

Seien Sie ehrlich, nicht immer sind nur die Jungen schuld an den Konflikten. Unser Unverständnis, manchmal auch unsere

Kleinkariertheit, unsere Besserwisserei, unsere Weigerung, sich vernünftig auseinanderzusetzen, all das trägt dazu bei, dass es zwischen der jungen und der älteren Generation des Öfteren gehörig knirscht. Weil wir glauben, im Recht zu sein, weil wir Respekt einfordern, ohne Gleiches zurückzugeben. Weil wir unsere Kinder und Enkel in der Bring-Schuld sehen. Das alles kann Beziehungen brüchig machen, loser werden lassen oder sogar völlig kappen.

Falls das sprichwörtliche Kind bei Ihnen bereits in den sprichwörtlichen Brunnen gefallen sein sollte, empfehlen wir Ihnen unsere anderen Bücher, wo wir darüber schreiben. Hier nur so viel: Sie müssen lernen, über ihren (auch sprichwörtlichen) eigenen Schatten zu springen (auch das Springen ist sprichwörtlich gemeint). Reichen Sie als erste die Hand zur Versöhnung und lernen Sie, sich in Zukunft zurück- und rauszuhalten aus allem, was die Enkelfamilie betrifft, Sie stört, aber dennoch nichts angeht.

REDEN WIR ÜBER ABFÄLLE

Früher, so sagen die Historiker, weil mehr repariert, Produkte in ihre Bestandteile zerlegt und wieder verwendet, wurden, brauchte es keine Abfallwirtschaft.

Das Wort Abfall im Sinn von Resten, die nicht mehr gebraucht wurden, wurde erst im 18. Jahrhundert populär. Erst mit der industriellen Entwicklung im 19. Jahrhundert bekommt das Wort „Abfall" seine heutige Bedeutung: ein minderwertiger Rest. Davor bedeutete der Begriff Abfall Treuebruch oder seinen Glauben verlassen.

Das Wort „Müll" war bis ins 18. Jahrhundert nur in Norddeutschland gebräuchlich und wurde erst dann dem Hochdeutschen zugefügt. Inzwischen kennen wir Mülleimer, Müllmänner, Mülltonnen, Müllabfuhr usw.

Das ebenso gebräuchliche Wort „Kehricht" meint das, was zusammengefegt wird.

Kleine Geschichte der Abfallwirtschaft

Fenster auf und raus! So ging man ganz früher mit Abfällen aller Art, sogar mit Exkrementen um, auch in den Städten. Deshalb war Vorsicht geboten für die, die sich auf der Straße befanden, dass ihnen nicht der Inhalt eines Nachtgeschirrs über den Kopf geschüttet wurde. Keine Frage, dieses Verhalten war zutiefst unhygienisch und lud Krankheitskeime und

Ungeziefer geradezu ein, sich hier einzunisten und zu vermehren. Es dauerte lange, bis der Zusammenhang zwischen Sauberkeit und Gesundheit erkannt und anerkannt wurde.

Als das Gemisch aus Essensresten und anderem in den Straßen überhandnahm, holte man sich Schweine, die den Unrat beseitigten, aber dafür anderen Mist hinterließen. Deshalb legte man im 19. Jahrhundert hinter den Häusern Jauchegruben an. War die Grube voll, wurde der Unrat aus der Stadt gekarrt.

Nachdem man endlich den Zusammenhang zwischen Hygiene und Epidemien begriffen hatte, kümmerten sich die Städte um verbesserte Trinkwasserversorgung und Abwasserentsorgung. Diese Maßnahmen blieben aber lokal beschränkt, weil es bis in die Mitte des 19. Jahrhunderts keinen deutschen Einheitsstaat gab.

1892 wurde in Hamburg die erste deutsche Müllverbrennungsanlage in Betrieb genommen. 1895 kamen in Berlin die Mülltonnen auf und wurden sogleich polizeilich angeordnet. Müll, Asche, Schlacke, Abraum, Kehricht, Modder, Küchen- und Fleischabfälle, Knochen und Lumpen – alles wurde in den Mülltonnen gesammelt und abgefahren.

Wir lebten Ende der 1970er Jahre in der Stadt Boizenburg an der Elbe. Dieses durch seine Wallanlage und die damit verbundenen Fachwerkhäuser reizvolle Städtchen war bis dahin abgeriegelt gewesen, hatte zum sogenannten „Sperrgebiet" gehört, da unmittelbar an der Elbe gelegen, etwas über 70

Kilometer von Hamburg entfernt. Erst nachdem man die Grenzbefestigungen drastisch verstärkt hatte, wurde die Stadt für normalen Zuzug geöffnet.

Wir wohnten in der Altstadt, in einem der niedrigen, altersschiefen Fachwerkhäuser. Im Gegensatz zu den meisten anderen Nachbarn erfreuten wir uns eines WCs mit angeschlossener Klärgrube. Hingegen hatten viele Mitbürger unserer Straße in ihren Häusern ein sogenanntes „Tönnchenklo" stehen, eine kleine Tonne, in die ein Plastiksack kam, der Rand wurde über den Tönnchenrand gezogen, darauf kam die Klobrille. War der Sack voll, wurde er zugebunden und an einem bestimmten Wochentag zur Abfuhr vor die Tür gestellt.

Das Wohlstandsproblem

Müll ist ein Problem von Wohlstandsgesellschaften, denn Müll ist der materialisierte Überfluss. Es ist genug von allem da, es wird eingekauft, was das Portemonnaie hergibt (oder auch nicht), was nicht gebraucht wird, fliegt in die Tonne, wie Lebensmittel, die über dem Mindesthaltbarkeitsdatum sind. Aussortierte Kleidung wird im Altkleidercontainer entsorgt usw. Wegwerfen statt Wiederverwerten – so veränderte sich innerhalb weniger Jahrzehnte das Denken der westlichen Überflussgesellschaft, womit sie nach und nach auch das Verhalten hinter dem damaligen Eisernen Vorhang beeinflusste. In der DDR waren Lebensmittel subventioniert und deshalb billig.

Besonders mit Brot wurde verschwenderisch umgegangen, zu viel gekaufte Brotlaibe landeten in den Mülltonnen oder wurden an die Schweine verfüttert.

Das westliche Kaufverhalten wurde vom Wohlstandsdenken geprägt. Es war alles im Überfluss vorhanden. Sparsamer Umgang mit Ressourcen schien unnötig, denn es gab alles und alles war verfügbar. Je mehr man kaufte und entsorgte, desto stärker brummte die Wirtschaft.

Und so haben es viele verlernt, etwas wiederzuverwerten, sparsam zu wirtschaften, ressourcenschonend zu handeln. Die Gegenwart reißt uns jetzt brutal auf den Boden der Tatsachen zurück.

Die Abfallwirtschaft

Die Abfallwirtschaft ist heutzutage nicht nur ein gewinnbringender Wirtschaftszweig, sondern gleichzeitig angewandte Naturwissenschaft.

Aufgabe der Abfallwirtschaft ist die Beseitigung der Abfälle aus Industrie, Gewerbe, Dienstleistungssektor, privaten Haushalten und den öffentlichen Bereichen.

Aufgrund der historischen Entwicklung und der ursprünglichen Anbindung an Stadtplanung und Abwasserwirtschaft ist die Abfallwirtschaft in das Bauingenieurwesen eingebunden.

Die Abfallwirtschaft arbeitet auf der Grundlage des Kreislaufwirtschaftsgesetzes, worin verankert ist, wie sich Abfall definiert und wie Abfall zu entsorgen ist. Es geht um ein Verwertungsgebot, um Rücknahmepflichten und das Gebührenrecht.

In der Abfallwirtschaft geht es um Abfallmengen und -arten, die Abfallzusammensetzung und die Abfallherkunft und beispielsweise auch um die toxikologische Bewertung. Die Abfallwirtschaft ist in lokale, regionale oder staatliche Abfallwirtschaftskonzepte und -pläne eingebunden. Die Abfallwirtschaft berät auch über Abfallvermeidung. Bei der Abfallwirtschaft geht es außerdem um die Erfassung verschiedener Bestandteile, z. B. verwertbarer oder gefährlicher Art.

Nicht zuletzt ist die Abfallwirtschaft verantwortlich für die Entsorgung. Dazu gehören das Sammeln in entsprechenden Behältern und die Behandlung der Abfälle mit den Zielen Recycling, also Wiederverwertung oder Beseitigung. Zu den Entsorgungskonzepten gehört auch das Lagern in Deponien.

Weiter obliegt der Abfallwirtschaft die Verwertung und Vermarktung von getrennt erfassten Bestandteilen wie z. B. Metall oder Kompost.

Eugène Poubelle – der Pionier der Mülltrennung

Komisch, obwohl wir Deutschen doch inzwischen perfekt und eifrig bei der Mülltrennung sind, erfunden haben wir dieses Prinzip nicht, sondern ein Franzose namens Eugène Poubelle, seines Zeichens Beamter der Stadt Paris, in den 1880er Jahren. Dieser Mann hatte die Nase im wahrsten Sinne des Wortes gründlich voll von Müll und Gestank auf den Straßen und führte deshalb per Dekret drei Mülltonnen pro Haushalt ein: die erste für Lumpen und Papier, die zweite für kompostierbare Abfälle, die dritte für Glas, Porzellan und Austernschalen. Wer meint, die Pariser Bürger begrüßten diese revolutionäre Idee, irrt. Im Gegenteil, viele fühlten sich durch das daraus folgende Verbot, Abfall einfach aus dem Fenster zu werfen, in ihrer Bequemlichkeit gestört.

Poubelle revolutionierte nicht nur die Abfallwirtschaft, sondern lieh auch dem Mülleimer seinen Namen. „Poubelle" wurde 1890 in das französische enzyklopädische Wörterbuch aufgenommen.

Blaue Tonne, gelbe Tonne ...

Inzwischen sind wir es gewohnt, unsern Müll in rechter Weise zu trennen und in verschiedene Tonnen zu entsorgen. Außerdem ist es möglich, Abfälle zu kommunalen Recyclinghöfen zu bringen, wo fachgerecht darauf geachtet wird, dass wir das Altöl oder die Farbreste in die richtigen Container stellen.

Ja, sie ist inzwischen eine Wissenschaft, die Abfallbeseitigung, mit dem Ziel, wiederzuverwerten, um Ressourcen zu sparen. Dabei wird bewusstseinsbildend darauf hingearbeitet, immer weniger Müll zu produzieren. Der Einkauf in „Unverpackt-Läden" oder der eigene Stoffbeutel, beim Wochenmarkt der eigene Korb – all das trägt zur Minimierung von Müll bei.

Gelber Sack, Grüner Punkt, Duales System

Am 28. September 1990, also noch vor der deutschen Wiedervereinigung, wurde „Der Grüne Punkt – Duales System Deutschland Gesellschaft für Abfallvermeidung und Sekundärrohstoffgewinnung mbH" im Vorgriff auf die zu erwartende Verpackungsordnung gegründet.

Duales System wird dieser Entsorgungszweig genannt, weil er als privatwirtschaftlicher neben dem öffentlichen existiert.

1991 trat die Verpackungsordnung in Kraft, wonach die Wirtschaft verpflichtet wurde, in Umlauf gebrachte Verpackungen zurückzunehmen und zu verwerten. Ab jetzt waren Unternehmen der Verpackungs- und Lebensmittelbranche gezwungen, gemeinsam zu handeln. Sie gründeten einen Verbund, um diese neuen Verpflichtungen bündeln zu können.

Der sogenannte „Grüne Punkt" war der erste und wohl bekannteste privatwirtschaftliche Anbieter und wurde weltweit zum Vorbild für ähnliche Unternehmen.

Die Praxis ist uns allen geläufig:

- o Altglas wird in entsprechenden Containern gesammelt,
- o Altpapier in Papiertonnen abgefahren,
- o Leichtverpackungen aus Kunststoff, Metallen sowie Getränkekartons werden im gelben Sack entsorgt.

Daneben wird über kommunale Wertstoffhöfe z. B. Elektroschrott gesammelt, werden Gartenabfälle angenommen oder Farbreste.

Die deutschlandweit gesammelten Abfälle werden je nach Art

- im biologischen Verfahren kompostiert,
- bei der mechanischen Entsorgung zerkleinert,
- chemisch-physikalisch neutralisiert, das bedeutet, sie werden getrocknet oder Öl-Wassergemische getrennt,
- thermisch behandelt, d. h. verbrannt,
- auf Deponien verbracht,
- in einer Kombination aus mechanisch-biologischen Anlagen zur Strom- bzw. Wärmeerzeugung genutzt.

Der „Blaue Engel"

Seit 40 Jahren ist der „Blaue Engel" das Umweltzertifikat der deutschen Bundesregierung. Mit diesem Label werden umweltschonende Produkte und Dienstleistungen gekennzeichnet. Dadurch wird den Verbrauchern verlässlich Orientierung beim umweltbewussten Einkauf gegeben. Laut Bundesumweltministerium tragen inzwischen mehr als 20.000 Produkte dieses Label. Der Blaue Engel kennzeichnet eine breite Palette, die von Drogerieartikeln über Papier bis hin zu Möbeln, Heizungen, Fahrzeugen, zu Bauprodukten und Gewerben reicht. Bei der Bewertung wird der gesamte Produktlebenszyklus mit einbezogen. Vergabekriterien sind u. a.

- ressourcenschonende Herstellung
- Langlebigkeit, Reparatur- und Recyclingfähigkeit
- gute Gebrauchstauglichkeit

SERO-System

Mein Zuhause war in meiner Kindheit nur wenige Straßen vom städtischen Friedhof entfernt. War Ebbe in unsern Kinderportemonnaies, liefen wir über den Friedhof und sammelten Blumentöpfe von den Abfallhaufen. Einmal fand ich sogar eine größere Schale, die mir 50 Pfennige einbrachte, worauf ich sehr stolz war. In der Nähe des Friedhofs befanden sich Gärtnereien, die uns die Töpfe gerne abkauften.

Es gehörte zu den selbstverständlichen Aufgaben einer Pioniergruppe, mit Handwagen von Haus zu Haus zu ziehen und nach Flaschen, Gläsern oder Altpapier zu fragen. War der Wagen voll, wurde die Fuhre bei der SERO-Annahmestelle abgegeben. SERO war die Abkürzung für „Sekundär-Rohstoffe". Besonders fleißige Sammler konnten dabei einen ansehnlichen Betrag einnehmen. Meistens „spendeten" Pioniergruppen dieses Geld als Solidaritätsbeitrag für Freiheitskämpfer in Nikaragua oder im Vietnamkrieg. Außerdem schleppten wir Kinder auch ohne Pionierauftrag Netze voll Flaschen und Gläser in die Annahmestellen und freuten uns über das selbstverdiente Taschengeld.

Auch wenn es dem Staat DDR am Ende nichts genützt hat, er ging trotzdem den Bach runter, die Idee an sich war nicht verkehrt. Und so ist es keine Überheblichkeit, wenn wir ehemaligen DDR-Bürger nur abwinken bei der Sammelwut der gegenwärtigen Abfallwirtschaft: hatten wir schon, warum habt ihr das nicht von uns übernommen?

Weitere wichtige Jahreszahlen, die Abfallwirtschaft betreffend

Fast 80 Jahre nach dem Berliner Mülltonnenerlass von 1895 wurde 1972 das erste bundesdeutsche Abfallbeseitigungsgesetz erlassen.

Kurz darauf, ab den 80er Jahren, setzte ein Umdenken ein: anstatt auf bloße Abfallbeseitigung, setzte man jetzt auf Wiederverwertung, eine Vorstufe des dualen Systems, das wir seit den 90er Jahren kennen.

Ende der 1970er Jahre wurden die ersten Altglascontainer aufgestellt, ein paar Jahre später Container zur Entsorgung von Altpapier.

1986 beschloss die Bundesregierung ein Gesetz zur Vermeidung, Wiederverwertung und Entsorgung von Müll.

In den 1990er Jahren setzte sich der Grüne Punkt durch.

1991 wird die deutsche Wirtschaft nach einem von der Bundesregierung beschlossenen Verpackungsgesetz verpflichtet, Verpackungen zurückzunehmen.

1996 wird unter der Umweltministerin Angela Merkel das Kreislaufwirtschaftsgesetz mit dem Ziel der Ressourcenschonung und der Abfallreduzierung beschlossen.

2001: Einführung des Dosenpfandes.

2015 wird das Abfallrecht modernisiert. Ab jetzt müssen Papier-, Metall-, Kunststoff-, Glas- und Bioabfälle getrennt gesammelt werden. Die Wiederverwertung steht immer mehr im Fokus.

2019 löst die Verpackungsverordnung das Verpackungsgesetz ab. Ziel ist, noch mehr Abfälle aus privaten Haushalten zu recyclen.

Abfallwirtschaft ist eine Wissenschaft für sich – kaum einer blickt noch durch

Schon ein einzelner Haushalt produziert so viel verschiedenen Müll, dass man nur den Kopf schütteln kann: Restmüll, Bioabfall, Altglas, Altpapier, Verpackungen, Elektronikschrott, Sondermüll, Sperrmüll, Metall-Sperrmüll, Gartenabfall, Textilien, Schadstoffe.

Manches davon muss in speziellen Containern entsorgt werden wie Bauschutt, Gartenabfälle, Glas, Papier.

Wer sein Haus umbaut, wird meistens fündig bei schadstoffhaltigen bzw. gefährlichen Stoffen wie Asbest, giftigen Farben, Holzschutzmitteln oder kontaminierter Erde.

Wir sind leider kein Schlusslicht, was das pro Kopf Aufkommen an Müll in unserm Land betrifft. Damit die Müllberge bei uns nicht ins Unermessliche wachsen, exportiert Deutschland vor allem privaten und gewerblichen Plastikmüll in Länder wie

China, Malaysia, Türkei oder Polen. Dieser Müll gilt dann, statistisch gesehen, als recycelt.

Ein Land, das Müll auslagert, lebt eindeutig über seine Verhältnisse. Außerdem ist solches Handeln ein kolonialer Stil der anderen Art.

Abgelaufene Medikamente entsorgen

Leider gibt es für die Entsorgung von Medikamenten in Deutschland keine einheitliche Regelung. Es existiert auch kein Gesetz, das Apotheken verpflichtet, unsere alten Medikamente zu entsorgen. Sie dürfen die meisten Tabletten oder Flüssigmedikamente in die Restmülltonne werfen. Am besten wickeln Sie sie vorher in Zeitungspapier, damit sie nicht als Medikament zu erkennen sind und vielleicht in falsche (Kinder)Hände fallen. Geben Sie Spritzen und Kanülen in den Müll, achten Sie darauf, dass sich niemand daran verletzen könnte. Pflaster werden zusammengeklebt, um eine Infektion durch Berührung zu vermeiden. Aktive Impfstoffe, Asthmasprays, Zytostatika und Krebsmedikamente sollten nicht im Hausmüll entsorgt werden, ebenso wie Quecksilberthermometer. Diese werden bei einer Schadstoffannahmestelle oder einem Schadstoffmobil abgegeben.

Bitte entsorgen Sie Medikamente nicht über die Toilette. Unsere Kläranlagen schaffen es nicht, restlos alle Wirkstoffe herauszufiltern. Somit gelangen diese ins Grundwasser oder über den Wasserkreislauf wieder ins Trinkwasser und sind darin so-gar nachweisbar. Eine Konsequenz aus solcher Nachlässigkeit ist beispielsweise die allgemein steigende Resistenz gegen Antibiotika. Deshalb: versuchen Sie, sich nur so viele Medika-mente verschreiben zu lassen, wie Sie wirklich verbrauchen, damit sie keine mit abgelaufenem Datum entsorgen müssen.

Ein paar Tipps zur Müllvermeidung

o Gerade beim Kauf von Möbeln oder Haushaltsgeräten ist der Handel zur Rücknahme der Verpackung ver-pflichtet. Nutzen Sie das. Ansonsten gehen Sie mit ei-genen Beuteln und Taschen einkaufen, das spart eben-falls Verpackung.

o Den Karton von Amazon können Sie wieder verwenden, wenn Sie Ihren Enkeln etwas zum Geburtstag schicken. Auch Briefumschläge dürfen Sie auf diese Weise wieder auf die Reise schicken.

o Vermeiden Sie Müll beim Einkauf. Gerade kleine Verpa-ckungen von Kaffeesahne, Marmelade etc. sind große Müllverursacher. Lassen Sie diese Verpackungen ste-hen.

o Gehen Sie gezielt mit einem Einkaufszettel in den Su-permarkt Ihres Vertrauens und fallen Sie nicht auf güns-tige XXL-Angebote rein. Oft landet ein großer Teil dieser Waren wieder im Müll, weil kaum jemand so viel braucht oder verbraucht.

o Lassen Sie sich nicht vom Mindesthaltbarkeitsdatum irritieren. Die meisten Produkte sind auch danach noch gut und unbedenklich zum Verzehr geeignet. Abgelaufene Produkte werden meistens verbilligt angeboten. Sie dürfen bedenkenlos zugreifen. Verlassen Sie sich dabei auf Ihre Nase und Ihre Augen.

o Steigen Sie auf Mehrwegverpackungen um. Ob bei Joghurt, Milch oder Getränken. Sie leisten damit einen großen Beitrag zum Umweltschutz.

o Statt Wasser zu schleppen, zapfen Sie es doch einfach – aus der eigenen Leitung. Trinkwasser in Deutschland kann man überall bedenkenlos konsumieren.

o Kaffeekapseln sind zwar Trend, aber große Umweltverschmutzer. Jede Kaffeekapsel verstärkt das Umweltproblem, denn sie wird nur einmal genutzt und ist dann Müll. Deshalb: nutzen und verschenken Sie keine Kapselmaschine. Es gibt andere Formen der Kaffeezubereitung, die wesentlich umweltfreundlicher sind.

o Über Einmalgeschirre und -bestecke müssen wir hier kein überflüssiges Wort verlieren, oder? Auch wenn sie inzwischen aus anderem Material anstelle von Plastik hergestellt werden, versuchen Sie, ohne auszukommen.

o Nutzen Sie Nachfüllpackungen. Besonders bei Pflege-, Hygiene- oder Putzmittelprodukten.

o Wenn möglich, kompostieren Sie Ihren Bioabfall selbst.

o Für Ausflüge oder Reisen sollten Sie eine Brot- oder Picknickbox für die Vesper benutzen. Die kann man auswaschen und unendlich viele Male verwenden.

o Dass man Kleidung, Socken und andere Textilien flicken und damit wiederverwenden kann, wissen Sie ja noch aus früheren Zeiten. So schonen Sie nicht nur Ihren Geldbeutel, sondern Ressourcen. Da haben wir den jungen Leuten aber mächtig was voraus.

Warum ist Plastik ein Problem?

Plastik ist ein außerordentlich langlebiger Kunststoff, der, wenn überhaupt, nur in längeren Zeiträumen abbaubar ist.
Plastik in den Ozeanen ist inzwischen ein gravierendes Problem, nur ein Bruchteil schwimmt an der Oberfläche, das meiste ist auf den Meeresgrund abgesunken, mit schwerwiegenden Folgen für dort lebende Pflanzen und Fischarten. Sogar die Arktis ist inzwischen von angeschwemmtem Plastik betroffen.
Der Mekong fließt durch sechs Länder: China, Myanmar, Thailand, Laos, Kambodscha, Vietnam und ist als zwölftgrößter Fluss der Erde einer der Hauptträger für Plastikmüll, der ins Meer transportiert wird.

Auch Binnenländer tragen dazu bei, indem sie mit Mikroplastik belastete Produkte verwenden, die dann über die Flüsse in die Meere getragen werden.

Dreiviertel des Mülls in den Meeren ist Plastik. Selbst die Tiefsee ist schon verseucht davon.

Mikroplastik

Plastik ist schwer oder kaum im Wasser abbaubar, es zerfällt nur in immer kleinere Teile, ohne sich aufzulösen oder ganz zu verschwinden. Diese kleinen Partikel heißen Mikroplastik. Außer dass Mikroplastik in Kosmetika, Körperpflegeprodukten, Wasch-, Putz-, Reinigungsmitteln und Lebensmitteln vorhanden ist und beim Waschen ins Abwasser gelangt, entstehen kleinste Plastikpartikel ebenso beim Waschen synthetischer Fasern.

Jedes Jahr findet in dem Ort, wo wir leben, eine sogenannte „Putzete" statt. Es treffen sich Bürger, um miteinander in Flur, Wald und Feld Müll zu sammeln. Von den unmöglichsten bis kuriosesten Fundstücken wird manchmal berichtet.

Diese Aktion dient nicht nur dem Image der Gemeinde, nach dem Motto „Unser Dorf soll schöner werden", sondern vor allem einer sauberen Umwelt. Was hier plakativ klingt, hat eigentlich einen sehr ernsten Hintergrund. Denn wenn jeder Bürger seine Verpackungs- und andere Reste wieder mitnehmen würde, brauchte es keinen „Frühjahrsputz" in Wald und

Flur. Ebenso ist es zutiefst unzivilisiert, Bauschutt und anderen Unrat in der Natur zu kippen.

Herumliegendes Papier, auch wenn es sehr unschön aussieht, würde sich mit der Zeit zersetzen. Scherben aus Glas oder Porzellan würden von der Natur überwuchert und nach Jahrzehnten oder Jahrhunderten im gleichen Zustand ausgebuddelt, gesäubert und wieder zusammengesetzt werden. Ebenso würde Metall nach langen Zeiträumen kaum verändert geborgen werden können. Essensreste, tote Tiere, von den Bäumen gefallenes Herbstlaub – die Natur übernimmt den Abbau vollständig. Und wenn wir ein gut erhaltenes Holzboot, eine Hütte oder Werkzeuge aus der Stein- und Bronzezeit freilegen, jubeln wir.

Nur bei einem Werkstoff sind wir machtlos und stehen vor einem globalen Problem, das uns täglich mehr über den Kopf wächst: Plastik.

Seit ab den 50er Jahren die Märkte mit billigem Öl überschwemmt wurden, scheint Plastik der Problemlöser Nummer eins zu sein. Autokarossen (Trabant), Maschinen- und Geräteteile, Einkaufsbeutel, Geschirr, Einwegbestecke, Boote, Textilien – wir schufen uns eine Plastikwelt und feierten sie als DEN Fortschritt, denn Plastik ist ja auf EWIG unkaputtbar.

Bis es die Ersten merkten: Ewige Haltbarkeit bedeutete gleichzeitig, nicht abbaubar, mit anderen Worten: PLASTIK ZERSETZT SICH NICHT IN DER NATUR wie weggeworfenes Papier, Bana-

nenschalen oder verwesende Tiere. Es wird auch nicht überwuchert und bleibt in seiner ursprünglichen Form jahrhundertelang erhalten, wie beispielsweise Tonscherben oder Keramik.
Plastik ist zäh und unendlich haltbar, bis es nach und nach
ZERFÄLLT. Wohlgemerkt, es ZERSETZT sich nicht, sondern
ZERFÄLLT. Zerfällt in zig immer kleiner werdende Partikel, das
sogenannte Mikroplastik.

Nicht nur Zerfallsprodukt

WUSSTEN SIE, dass Sie auch dann zur Verbreitung von Mikroplastik beitragen, wenn sie im „Unverpackt-Laden" einkaufen
und dabei einen Fleecepullover tragen? Sich ablösende winzige Pulloverpartikel gehören zur Kategorie Mikroplastik.
WUSSTEN SIE, dass sich bei jedem Waschgang von Kunstfasern viele winzig kleine Fasern lösen und über das Abwasser in
die Kläranlage gelangen?
WUSSTEN SIE, dass schätzungsweise 35 Prozent der im Meer
befindlichen Mikroplastik aus dem Faserabrieb von Kunststoff-
fasern besteht?
WUSSTEN SIE, dass Mikroplastik über den Klärschlamm auf
unsere Felder gelangt und damit in die Böden, die Flüsse und
schließlich ins Meer? Der Wind tut ein Übriges, indem er Mikroplastikpartikel, die leicht wie Staub sind, weiterträgt.
Nicht nur Textilien aus Kunstfasern, auch Putztücher und
Schwämme sind nichts anderes als Plastikfasern. In Flüssig-

waschmitteln schwimmen Kunststoffteilchen wie auch in Kosmetikprodukten. Auch Peelings enthalten Mikroplastik.

Und – wir wollen Ihnen keinesfalls den Appetit verderben, es aber auch nicht verschweigen – auch in Mineralwässern wurde Mikroplastik in unterschiedlichen Konzentrationen nachgewiesen. Und das nicht nur in Plastikflaschen. Überraschenderweise wies man Mikroplastik auch schon in Glasflaschen nach und vermutet, es sei über den Reinigungsprozess hineingelangt.

Es sieht aus, als hätten wir es wirklich geschafft, dass Mikroplastik inzwischen überall zu finden ist, Steine, tiefe Erdschichten und Pflanzen ausgenommen.

Wie schädlich ist Mikroplastik?

Wie schädlich Mikroplastik wirklich für uns ist, darüber scheinen sich die Wissenschaftler nicht ganz einig. Einerseits hofft man, dass unser körperlicher Abwehrmechanismus, genauso wie er in der Lage ist, Sand und andere Fremdkörper mithilfe der Schleimhäute abzuwehren, auch Mikroplastikpartikel abzuwehren in der Lage sein könnte.

Andererseits gibt es aber die Befürchtung, dass Mikroplastik sich doch einlagert und so Entzündungen im Darm oder der Leber auslöst.

Ob wir Mikroplastik tatsächlich mit der Atemluft aufnehmen, darüber gibt es nur Vermutungen. Aber man ist sich weitgehend einig darüber, dass Mikroplastik in Kosmetikprodukten wohl nicht schädlich ist, weil es über die Haut nicht in den Körper gelangt.

Auch sieht die WHO keine Gefahr durch Mikroplastik im Trinkwasser und gibt zu bedenken, dass kleinere Partikel wieder ausgeschieden würden, weil gesunde Haut und Schleimhäute eine effiziente Barriere darstellen.

Die WHO fordert aber eine präventive Abwasserfilterung, wodurch 90 Prozent Mikroplastikpartikel entfernt werden könnten, genauso wie Chemikalien oder mikrobielle Erreger.

Für eine Wiedergutmachung ist es längst zu spät, wir können den Schaden nur noch eingrenzen

Wie die Geschichte nach Stein-, Bronze-, oder Eisenzeit eingeteilt wurde, werden fernere Generationen uns eventuell als das Plastikzeitalter bezeichnen. Sie werden sich wundern, dass wir unsere Einkäufe in Plastiktaschen und -tüten verstauten und unser gesamtes Leben auf diesem Werkstoff basierte.

Was wir damals nicht wissen konnten, heute sind wir klüger

Zur Zeit unserer Jugend und Kindheit waren die Stimmen derer, die vor Umweltzerstörung und der unbegrenzten Nutzung fossiler Rohstoffe warnten oft einsame Rufer, die von der Allgemeinheit als Störenfriede und Spinner abgetan wurden.

Heute erfahren wir es auf sehr dramatische Weise: Sie hatten und haben Recht!

Deshalb: haben Sie Nachsicht, wenn die Enkelgeneration zum Sturm auf alte Besitzstände bläst. Wenn sie von heute auf morgen radikale Maßnahmen fordern. Junge Menschen sind von jeher unbefangener und wägen noch nicht so ab wie wir Älteren das zu tun pflegen aufgrund unserer Lebenserfahrung. Bedenken Sie: Jugend ist oft revolutionär, Alter dagegen häufig reaktionär.

Wir Älteren halten uns meistens in Sachen Klima weit im Hintergrund, weil für uns andere Themen drängender scheinen, wozu Pflege oder altersgerechtes Wohnen, gute Altersversorgung oder gesellschaftliche Teilhabe im Alter gehören. Wir sollten das eine tun und das andere nicht lassen.

DIESES ERBE KANN NIEMAND ABLEHNEN

Was vererben wir der nächsten Generation?

Als Eltern bzw. Großeltern haben wir bestimmte Prämissen gesetzt, die wir der nächsten Generation weitergeben wollen. Solche Prämissen haben die Ziele unserer Erziehung bestimmt. Wir haben die Talente unserer Nachkommen gefördert und sie auf Dinge aufmerksam gemacht, die uns selbst wichtig und wertvoll waren und sind. Wir haben auf diese Weise Werte an sie vermittelt. Natürlich sind auch materielle Dinge von Bedeutung, die wir ihnen jetzt oder später übereignen.

Was geben wir als Großeltern- oder RentnerGENERATION weiter?

Hinterlassen wir wirklich eine marode, an Ressourcen ausgebeutete und zerstörte Umwelt? So oder noch krasser sehen es manche Jüngere und machen uns Ältere für dieses Desaster verantwortlich.
Bevor wir auf diesen Konflikt eingehen, erlauben wir uns noch einen anderen Blick. Schauen wir in die Geschichte. Jede Generation hat in ihrer Zeit bestimmte Entdeckungen gemacht oder Erfindungen, die für die Menschheit von Bedeutung sind.

Beispielsweise Mitte des 19. Jahrhunderts:

- Die Erfindung der Dampfmaschine,
- die erste Eisenbahnlinie in Deutschland entsteht,
- Borsig baut die erste deutsche Lokomotive,
- die Entdeckung der Elektrolyse durch Faraday,
- die Gründung des weltweit ersten Kindergartens durch Fröbel,
- Runges Farbenchemie,
- die Entdeckung des Zellkerns durch Brown,
- Foucault weist die Erdumdrehung nach,
- Otto baut den Vier-Takt-Motor,
- Röntgenstrahlen werden entdeckt und
- die Psychoanalyse angewandt.

In den letzten Jahrzehnten hat es zahlreiche Erfindungen und Weiterentwicklungen auf dem Gebiet der Kommunikationstechnik gegeben. Am 3. Dezember 1992 wurde die erste SMS auf ein Mobiltelefon verschickt. Heute bedient man sich kaum noch dieser Anwendung, sondern verwendet Whats App und Co. Wie stolz waren wir doch, als unser Handy eine Kamera hatte, man Radio hören und auch mp3 abspielen konnte. Ganz zu schweigen davon, was so ein Smartphone unserer Tage alles kann. Mit der Digitalisierung des Alltags sind besonders ältere Menschen gefordert, sich dieser Technik nicht zu verschließen, um nicht abgehängt zu werden. Dankbar nehmen wir da die Unterstützung der jüngeren Generation in Anspruch.

Kommen wir zur Eingangsfrage zurück: „Gibt es Generationengerechtigkeit?" Natürlich haben wir als ältere Generation teils aus Gedankenlosigkeit, aber auch aus Unwissenheit (siehe unser Buch „Wissen Großeltern alles besser?") mit unserer Umwelt Schindluder getrieben. Vieles haben wir gewusst – auch schon unsere Eltern und Großeltern. Allerdings war man sich oft über die Dimensionen und die damit verbundenen Folgen nicht im Klaren. Heute sind wir sensibler geworden, wenn es um die Artenvielfalt, die Vermeidung von Abfall und die Schonung von Ressourcen geht. Dennoch kommt der Erdüberlastungstag immer früher im Jahresverlauf. In diesem Jahr (2022) war er für Deutschland schon am 4. Mai! Der Erdüberlastungstag markiert das Datum, an dem die Nachfrage der Menschheit nach ökologischen Ressourcen und Dienstleistungen in einem bestimmten Jahr das übersteigt, was die Erde in diesem Jahr regenerieren kann. 2021 fiel dieser Tag, global gesehen, auf den 29. Juli.

Wir vererben den nachfolgenden Generationen Segen und Fluch

Unbestritten ist, dass wir einen großen CO_2-Fußabdruck hinterlassen. Testen Sie Ihren persönlichen Fußabdruck unter www.fussabdruck.de. (Was es damit auf sich hat, lesen Sie bitte im Kapitel Nachhaltigkeit.)

Die von uns hinterlassenen radioaktiven Abfälle befinden sich nur in Zwischenlagern, eine endgültige Lösung ist nicht vorhanden. Der Ausstieg aus fossilen Brennstoffen wird zwar angegangen, aber die gegenwärtigen Ereignisse verlangsamen ihn, der Ausbau regenerativer Energien geht nur schleppend voran.

Die drängendsten Probleme unserer Zeit

Demografischer Wandel

Immer mehr Älteren stehen immer weniger junge Menschen gegenüber. Das bringt Spannungen und Verwerfungen mit sich. Während die Jungen darauf beharren, dass endlich die aktuellen Probleme der Zeit gelöst werden, versuchen die Älteren, ihre Besitzstände zu wahren. Wenn wir wollen, dass der demografische Wandel nicht zu einer Keule oder einem Damoklesschwert für uns Ältere wird, ist es dringend geboten, aktiv zu werden und der jungen Generation genügend Platz und Kapazität für ihre Entwicklung zu lassen.

Digitalisierung

ist ein unumkehrbarer Megatrend. Ähnlich der Elektrifizierung von vor über hundert Jahren hieße, sich der Digitalisierung zu entziehen, rückwärtsgewandt zu leben. Lassen Sie sich nicht davon abschrecken, dass Ihre Enkel ständig den Blick aufs Smartphone gerichtet haben und ihre Daumen in atemberaubender Geschwindigkeit übers Display huschen lassen. Digitalisierung ist nicht nur Smartphone oder Computer, es ist viel mehr, nämlich die revolutionäre Transformierung des gesamten gesellschaftlichen und sozialen wie beruflichen Lebens. Sie können sich auf dem Smartphone oder Tablet eine ganze Bibliothek anlegen und haben, wo immer sich Zeit und Gelegenheit bieten, stets ihr Lieblingsbuch dabei, was die Wartezeit beim Arzt angenehmer macht. Das Gleiche gilt für die Tageszeitungen. Fotos, die Lieblingsmusik oder ein Video, alles ist auf diesen Geräten bereit und steht Ihnen stets und überall zur Verfügung. Die sozialen Netzwerke und Messengerdienste, wenn man in rechter Weise mit ihnen umgeht, machen es möglich, Freundschaften zu knüpfen oder mit der Familie, besonders den Enkeln, in Verbindung zu bleiben.

Was wir bisher schilderten, dient mehr oder weniger dem Vergnügen des Einzelnen und Sie könnten mit Recht behaupten, ohne das alles auszukommen. Musik hören sie vom Plattenspieler, Fotos sehen Sie sich im Album an, Ihr Lieblingsbuch stecken Sie in die Tasche, wenn Sie Ihren Arzttermin wahrnehmen. Jedoch gibt es Gelegenheiten, bei denen Sie inzwischen nicht mehr umhinkönnen, mit der Digitalisierung vertraut zu sein. Nehmen wir das Neun-Euro-Ticket, das uns diesen Sommer (2022) angeboten wurde. Natürlich konnten

Sie es auch auf Papier ausgedruckt mit sich führen. Viel einfacher war es jedoch, dieses Ticket aufs Handy zu laden. Gleiches gilt für die Coronaimpfzertifikate. Gerade während des Lockdowns waren Veranstaltungen per Zoom oder Youtubestream ein wahrer Segen. Man brauchte nur Tablet, Handy oder Smartphone bereithalten, um dabei zu sein. Inzwischen haben sich diese Veranstaltungen dermaßen durchgesetzt, dass jetzt oft auf der Einladung der Zusatz vermerkt ist: hybrid. Hybrid bedeutet, dass diese Veranstaltung mit Präsenzbesuchern stattfindet und trotzdem im Internet übertragen wird.

Das E-Rezept und die elektronische Patientenakte sind im Kommen. Falls Sie vorhaben, Ihr Leben bis zum letzten Atemzug daheim zu verbringen, brauchen Sie verschiedene digitale Helfer. Angefangen vom Hausnotruf über die Bettsteuerung, die Betätigung der Raumbeleuchtung – wenn Sie sich ein angenehmes Leben bis in die Hochaltrigkeitsphase zu Hause wünschen, kommen Sie um die Digitalisierung nicht herum.

Klimawandel und Nachhaltigkeit

Klimawandel und Nachhaltigkeit behandeln wir in diesem Buch vorrangig, weil sonst keine Generationengerechtigkeit möglich ist. Ohne nachhaltiges Leben gibt es keine Lebensqualität.

Soziale Ungleichheit

Tatsache ist: viele Menschen, besonders in Ostdeutschland, hatten jahrzehntelang weniger gut bezahlte Arbeitsverhältnisse. Obwohl sie ihr Leben lang gearbeitet haben, reicht die Rente nicht. Gerade Frauen haben oft eine gebrochene Erwerbsbiografie. Altersarmut ist die Folge.

Nicht unerwähnt lassen wollen wir die prekären Lebensverhältnisse vieler junger Menschen. Gerade nach den Jahren der Stagnation infolge Corona war es für viele schwer, den Anschluss nicht zu verlieren bzw. Defizite aufzuholen. Infolge des Klimawandels und der Trägheit der Politik sehen viele junge Menschen sowieso keinen Sinn mehr darin, sich ein bürgerliches Leben mit Familie und Wohnung aufzubauen wie ihre Eltern es seinerzeit taten.

Mangel an Fachkräften

in Handwerk, Industrie, Gastronomie, Kranken- und Alterspflege. Eigentlich ist es ein Phänomen: auf der einen Seite finden viele junge Menschen keinen passablen Job, auf der anderen fehlen Fachkräfte allerorten. Und niemand kann die Ursache dafür so recht benennen.

CO2-Ausstoß, Treibhauseffekt, Atommüll

Wenn wir endlich das Zepter aus der Hand geben, haben die jungen Menschen anstatt einer vielversprechenden Perspektive einen Berg Probleme an der Backe. Sie sind dann gehalten, sich um den CO2-Ausstoß, den Treibhauseffekt und die globale Erwärmung zu kümmern. Ob und wie es ihnen gelingt – ihre Sache?

Wir überlassen den nachfolgenden Generationen Berge von Atommüll, der über Millionen Jahre strahlen wird.

Staatsverschuldung

Obendrein dürfen sie sich um die ihnen hinterlassene Staatsverschuldung kümmern, Schulden, die bis zum Sankt Nimmerleinstag aufgelaufen sein werden und immer weiter steigen. Der Ukrainekrieg tut ein Übriges dazu.

Das Nullsummenspiel, die „schwarze Null" genannt, war ein Rohrkrepierer, denn man kann auch zu viel bzw. sinnlos sparen. So wurden die Schulen kaputt gespart, das Gesundheitswesen und wie man inzwischen weiß, die Deutsche Bahn ebenso.

Wachsende soziale Spannungen

Weiterhin dürfen sich unserer Nachkommen mit der sozialen Ungerechtigkeit befassen. Soziale Ungerechtigkeit birgt immer einen sozialen Sprengstoff. Angefangen beim Gefühl, nicht wahrgenommen zu werden, dem Staat egal zu sein, ungerecht behandelt zu werden. Solche Menschen sind offene Einfallstore für radikale Ideen und Parteien. Dort gibt man ihnen das Gefühl, endlich gesehen und respektiert zu werden. Letztlich wäre eine Übermacht solcher Menschen eine Gefahr für die Demokratie.

Bevölkerungsexplosion

Wegen der wachsenden globalen Bevölkerungsentwicklung müssen wir uns hinterfragen lassen, ob unser Handeln angemessen ist. Was wäre, wenn weltweit jeder Mensch dieselbe Entscheidung träfe, (bzw. treffen könnte), sei es beim Essen, Konsumverhalten, der Mobilität, dem Hausbau. Wäre das mit den vorhandenen globalen Ressourcen überhaupt möglich?

Nehmen wir ein Beispiel: Jemand kauft jede Saison neue Bekleidung, einschließlich Schuhe und entsorgt das alte. Würde man dieses Verhalten global erweitern – Sie können sich selber ausmalen, was dann passieren würde.

Des Weiteren vererben wir den jungen Menschen:

o   leer gefischte Meere
o   einen vermüllten Planeten und verschmutzte Meere
o   vernichtete Urwälder
o   kaputte Böden
o   zersiedelte Landschaften, die immer weniger Gestaltungsräume bieten
o   gewaltige Flächenversiegelung durch Straßen, Gewerbeflächen und weitere urbane Bedarfe
o   knapper werdende Trinkwasservorräte
o   Artensterben und Reduktion der Artenvielfalt

- o unberechenbares, lokales Mikroklima
- o Wirtschafts- und Klimamigration
- o Kriegsflüchtlinge
- o nie dagewesene Staatsverschuldung

Was früher sicher schien

Frieden

Es war ein lauer Sommerabend. Wir flanierten durch Görlitz und Zgorzelec, mal auf dieser, mal auf jener Seite der Neiße. Niemand kontrollierte uns, es hatte den Anschein, als sei aus beiden Städten endlich wieder eine geworden. So stellen wir uns Europa und die Welt vor: Unbegrenztheit.

Als 1989 mit dem Fall der Mauer der „Kalte Krieg" beendet schien, sprachen alle Politiker unisono vom „gemeinsamen Haus Europa", selbst Russland wollte daran beteiligt sein. Endlich schien ein europäischer Frieden greifbar. Man begann, die Panzer zu verschrotten und die Gewehre wegzuwerfen. Aus der Bundeswehr wurde eine Berufsarmee, zu der man sich freiwillig verpflichtete. Die Verteidigungsausgaben wurden drastisch gekürzt – aus gutem Grund und doch falscher Annahme.

Wenn wir in der DDR unsere Unfreiheit beklagten, unser Eingesperrtsein hinter Stacheldraht und Todesstreifen, erhielten wir oft zur Antwort, das sei ein notwendiger, antifaschistischer

Schutzwall, der den Frieden in Europa bewahre. Unsere Eltern hatten das Grauen des vergangenen Krieges miterlebt. Sie und die meisten DDR-Bürger fanden sich mit einem Leben in bescheidenen Verhältnissen und Mangelwirtschaft ab, weil Frieden in Europa herrschte. Der 24. Februar 2022 hat uns alle gelehrt, dass nichts sicher ist, auch nicht der Frieden. Ratlosigkeit und Bestürzung, dann Ströme von Millionen Flüchtlingen, steigende Preise und das Wegbrechen unseres Sicherheitsgefühls. Frieden scheint zur Illusion geworden zu sein.

Renten

Sie kennen den bekannten Spruch vom bekannten Politiker Norbert Blüm mit der sicheren Rente. Zwar hat der Bundestag in diesem Jahr die größte Rentenerhöhung, die es jemals gab, durchgewinkt, aber zu welchem Preis? Es hat einen schalen Beigeschmack, dass wir damit unsern Kindern und Enkeln noch mehr Schulden aufbürden.

Arbeit

Die Jobs sind nicht mehr sicher. Die Zeiten, wo jemand einen Beruf erlernte und den dann bis zur Rente ausübte, gehören wohl für immer der Vergangenheit an. Jemand, der in seinem Beruf alt wird, hat Seltenheitswert und wird auf dem Arbeitsmarkt als „unflexibel" wahrgenommen. Junge Menschen haben es schwer im Arbeitsmarkt Fuß zu fassen, wenn sie nicht gerade in der Pflege oder der Gastronomie arbeiten wollen.

Haben sie studiert, ist es nicht selten, dass sie sich anschließend von einem Praktikum zu nächsten hangeln müssen oder in Arbeitsverhältnisse mit eng befristeten Zeiträumen gelangen. Die Arbeitswelt von heute hat sich grundlegend gegenüber der von noch vor wenigen Jahrzehnten gewandelt. Wer eine solche Odyssee durch verschiedene Jobs und Gehaltsstufen hinter sich hat, wird natürlich zu wenig Rentenpunkte erwerben. Und so wird die Zahl der Rentner, die zusätzlich zu ihrer Rente auf staatliche Beihilfen angewiesen sein werden, stetig steigen. Altersarmut ist vorprogrammiert.

Wer nicht die Möglichkeit hat, ausreichend Rentenansprüche zu erwerben, kann meistens auch nichts ansparen. Früher war das Sparbuch der Klassiker, um etwas auf die berühmte „hohe Kante" zu legen. Wer hätte jemals gedacht, dass Sparen nicht mehr lohnen würde und man für größere Guthaben noch draufzahlen muss? (Inzwischen gibt's ja wieder Zinsen.) Unsere Vorfahren würden empört die Köpfe schütteln, wenn sie das erleben müssten.

Aus all dem lässt sich das Fazit ziehen, dass nichts mehr sicher ist. Und das ist in Bezug auf die junge Generation höchst besorgniserregend. Was für eine Welt hinterlassen wir ihnen? Was für Lebensgrundlagen? Die Fundamente sind nicht mehr das, was sie mal waren.

NICHT *ZUSTÄNDIG* – *NICHT* ZUSTÄNDIG?

Wir Deutschen beklagen uns heftig, wenn uns jemand Vorschriften machen will. Es geht ein kollektiver Aufschrei durchs Volk, wenn jemandem von den Grünen mal so was wie der vielgescholtene „Veggie-Day" über die Lippen kommt. Wir lieben es entspannt und individuell in unserer freiheitlichen Demokratie. Von wie vielen manchmal kleinkarierten Vorschriften wir dabei umzingelt sind, fällt uns meistens nur auf, wenn wir die Steuererklärung ausfüllen, mit der Krankenkasse im Clinch liegen oder es mit der Versicherung zu tun haben. Gerade beklagen sich viele Geschädigte des Ahrtalhochwassers, dass die versprochene „unbürokratische" Hilfe sich anders gestaltet als erhofft. Die Prüfungen der Einzelfälle dauern ewig, Entscheidungen, ob das unmittelbare Flutgebiet an der Ahr wieder bebaut werden wird, werden hinaus gezögert, weil Behörden sich nicht entscheiden können, zu entscheiden.
Wie oft haben wir diesen Halbsatz zu hören bekommen: „... nicht zuständig." Das eine ist Sache des Bundes, das andere Sache des Landes – Schulsanierungen bleiben so auf der Strecke, Schwimmbäder wurden schon vor der Energiekrise nicht mehr betrieben. Manch andere öffentliche Einrichtung geschlossen. So ein Verschiebebahnhof ist der ganzen Sache abträglich und lähmt den Fortschritt.

Was, wenn uns die Folgen des Klimawandels zukünftig häufiger treffen werden wie etwa die Flut im Ahrtal?

Roman Herzog und seine „Ruck"-Rede

In diesem Jahr jährte sich zum 25. Mal der Tag, an dem der damalige und inzwischen verstorbene Bundespräsident Roman Herzog seine sogenannte „Ruck"-Rede hielt.

Darin prangerte er die überbordende Bürokratie in Deutschland an und bemerkte, dass Bill Gates, der einstmals in der Garage mit dem Bau seiner Microsoft-Computer begann, bei uns in Deutschland schon an der Gewerbeaufsicht gescheitert wäre. Er wies darauf hin, dass wir Deutschen schon legendär seien für unsere Angst- und Verunsicherungsgefühle, Pessimismus sei zum allgemeinen Lebensgefühl geworden.

Herzog rief dazu auf, eingefahrene Wege zu verlassen, Risiken einzugehen, Neues zu wagen. Er bemängelte, dass dabei vor allem Interessensgruppen und Bedenkenträger im Wege stünden.

Der Bundespräsident mahnte, selber aktiv zu werden, anstatt alles vom Staat zu erwarten. Wer zu hohe Erwartungen an den Staat habe, werde mit Sicherheit enttäuscht.

Herzog hatte bei dieser Rede eine – im übertragenen Sinne – Schablone dabei, anhand derer er aufzeigte, wie Neuerungen bei uns in Deutschland aufgenommen werden.

Auch für Klimaschutz und Generationengerechtigkeit ist diese Schablone von damals brauchbar.

Herzog führte aus, dass erstens am Anfang ein Vorschlag stünde, der einer Interessengruppe Opfer abverlangen würde. In unserm Fall wären das Klimaschutz und Generationengerechtigkeit. Die Opferbereitschaft müsste vor allem bei uns Älteren liegen. Jedoch dann, so Herzog weiter, kämen die Medien ins Spiel, die eine Welle kollektiver Empörung auslösen würden. Aufgrund dessen schalten sich die politischen Parteien ein und mischen in der Debatte kräftig mit, es gibt Befürworter und Gegner. In der allgemeinen Debatte werden dann Alternativvorschläge und Aktionismen produziert, Massendemonstrationen, Unterschriftenaktionen, Blitzumfragen. Daraus resultiert schließlich eine allgemeine Unübersichtlichkeit, wodurch die Bürger verunsichert würden. Um dem zu begegnen, gibt es von überall Appelle zur Besonnenheit. Danach wird das Problem verlagert und der Status quo setzt sich durch.

Deshalb mahnte Herzog eindringlich zu mehr Verantwortung. Als Beispiel nannte er Amerika, und hier schweifen wir einmal etwas ab von seiner Rede.

Wussten Sie, dass es in Amerika eine „Rentnerlobby" gibt? Die AARP, (American Association of Retired Persons) hat an die 40 Millionen Mitglieder, und kämpft konsequent für die Interessen älterer Menschen, besser gesagt, auf Biegen und Brechen.

Werden Einschnitte im amerikanischen Haushalt geplant, die sie betreffen, gehen sie sozusagen auf die Barrikaden. Sie haben als Rentner viel Zeit, Einfluss sowieso und lassen keine Wahl aus. Sie bombardieren Kongressabgeordnete mit Protestbriefen und sehen zu, sich in jeder erdenklichen Weise Aufmerksamkeit zu verschaffen, um ihre Ziele und Anliegen durchzusetzen.

Der Autor Jörg Tremmel befürchtete schon 1996 in seinem Buch „Der Generationsbetrug", dass aufgrund dieser Aktivitäten die amerikanische Infrastruktur bald nur noch auf ältere Menschen ausgerichtet sein könnte, gleiches befürchtete er auch für Deutschland.

Doch zurück zur Rede von Roman Herzog. Zwar plädierte er dafür, dass sich dieser oder jener durch Leistung und Führungskraft an die Spitze setzt, jedoch forderte er von solchen Führungskräften neben Leistung Entscheidungswillen und eine Vorbildrolle.

Deshalb verlangte der damalige Bundespräsident einen neuen Gesellschaftsvertrag zugunsten der Zukunft, wobei alle Besitzstände auf den Prüfstand müssten. Er rief dazu auf, dass sich alle bewegen müssten, nur zu fordern, bewege gar nichts.

Seine Vorstellungen für ein Deutschland im Jahr 2020 besagten unter anderem: Eine Gesellschaft der Solidarität anzustreben, wo nicht noch mehr Sozialtransfers gebraucht werden, sondern mehr Vertrauen in das Handeln jedes Einzelnen gesetzt wird. Solidarität, so Herzog damals, bedeute aber auch Rücksicht auf die kommenden Generationen.

Weiter malte er sich ein Deutschland der Informations- und Wissensgesellschaft aus, wozu neben der Chance, dass jeder daran teilhaben darf, auch ein aufgeklärter Umgang mit Technik gehöre.

Gegen Ende seiner Rede sagte er wörtlich: „Unsere Jugend ist das größte Kapital, das wir haben. Wir müssen ihr nur Perspektiven geben. Dazu gehört nicht nur, dass wir keine Schuldenpolitik zu ihren Lasten betreiben, mit der wir ihr alle Spielräume verbauen."

WIE ÄLTERE VON JÜNGEREN LERNEN

Früher war vieles anders, auch das mit dem Lernen und den Erfahrungen. Zu lernen hatten damals die Jungen von den Alten: Alte Handwerksmeister gaben (und geben auch heute noch) ihr von den Vorvätern erworbenes Wissen an die junge Generation weiter. Nicht nur Fachwissen, auch Lebenserfahrung spielt dabei eine Rolle und in beidem macht uns Älteren so schnell kein Jungspund etwas vor.

Und doch hat sich selbst in dieser Hinsicht die Welt total verdreht. Ja, verdreht mag es uns vorkommen, wenn unsere Enkel uns beispielsweise in digitaler Hinsicht weit voraus sind. Darum kommt es auf unsere Sichtweise an. Nehmen wir die Gegebenheiten als eine „Verdrehung", also etwas Verrücktes, Unnatürliches, etwas, das nicht so bleiben sollte und darf, ziehen wir uns auf einen rückwärtsgewandten Standpunkt zurück: nicht wir, die anderen müssen sich anpassen. Nicht Online-Überweisung, sondern der Gang zum Bankschalter ist das Richtige. Genau wie es unsere Eltern schon handhabten. Nicht der Automat am Bahnhof soll uns die Fahrkarte ausspucken, sondern das nette Fräulein hinter der Scheibe des Fahrkartenschalters das Ticket aushändigen. Wir könnten diese Gedankenspiele endlos fortführen und landeten schließlich bei der sich jahrzehntelang bewährten Lohntüte: Vater brachte das Geld in bar in einer Tüte, die Mutter teilte es ein: Miete, Strom,

Heizung, Essen, Sonderausgaben für Schuhe und Kleidung, ein wenig beiseitegelegt für den Urlaub und das Sparbuch. So hat das doch funktioniert in unserer Kindheit, es war ein sicheres System. Als dann die ersten Bankkarten eingeführt wurden und dazu die Bankautomaten, standen viele Senioren wie vor einer Schranke. Aber freundliche Bankangestellte erklärten, wie es funktioniert, dass man PIN und Geldkarte immer getrennt aufzubewahren habe, dass man bei der Eingabe der PIN darauf zu achten hatte, dass einem niemand über die Schulter blickt.

Auch andere Neuerungen hielten Einzug. Mit dieser Geldkarte konnte man sogar rund um die Uhr tanken und einkaufen. Stück für Stück „verschlang" die Digitalisierung unser bis dahin gekanntes Leben. Plötzlich hatte man die Lohntüte nicht mehr in der Hand, sondern der Lohn wanderte von der Lohnbuchhaltung gleich aufs Konto. Geldscheinhäufchen, wie anno dazumal, gab es nicht mehr. Jetzt war es wichtig, die Übersicht über sein Konto behalten, denn Miete, Strom, Heizung, Telefon etc. waren ja weiterhin fällig und mussten nicht mehr per Überweisungsträger eingezahlt werden, sondern wurden per Einzugsermächtigung abgebucht. Natürlich erst, nachdem die Kontoinhaber – wohl oder übel – schriftlich ihr Einverständnis erklärt hatten. Aber was blieb ihnen denn anderes übrig? Der Vermieter erledigt seine Geschäfte mit uns genau auf diese

Weise wie Energieversorger und Supermärkte ebenfalls. Inzwischen hat ja die Eingabe der PIN eine Unterschrift ersetzt.

Früher, so behaupten viele Senioren, waren die Winter weißer und die Sommer heißer. Was ja nachweislich so nicht stimmt. Dass wir inzwischen mit einem Klimawandel, der unsere ganze Umwelt zu verändern droht, zu kämpfen haben, wollen viele von uns nicht wahrhaben. Man hält es für „Propaganda", Panikmache oder eine Marotte der jungen Generation. Als wir unlängst zum Fachtag des Landesseniorenrates Baden-Württemberg in die Klimaarena nach Sinsheim fuhren, blieben zwei Plätze in unserm Auto, die wir nicht müde geworden waren, zur Mitfahrt anzubieten, leer. Auch in Sinsheim hielt sich die Teilnehmerzahl der Senioren in Grenzen.

Glauben wir, dass die Zeiten einfach so weitergehen? Nichts zu tun bedeute, es wird sich nichts verschlimmern?

Die Zeiten haben sich grundlegend geändert und sie ändern sich in einem fort. Wer sich zurückzieht, daheim hinter zugezogenen Gardinen verschanzt, die Ohren und Augen verschließt, abwehrend die Hände ausbreitet, bleibt auf der Strecke. Das gilt übrigens für alle Altersgruppen, nicht nur für Senioren.

Ältere müssen demnach lernen, weiter zu lernen und dabei vor allem von den Jüngeren zu lernen! Um das hinzubekommen, ist es geboten, die Enkelgeneration ernst zu nehmen.

Lästern, sich überheblich im Sessel zurücklehnen, die Nase rümpfen – all das sind keine angemessenen Reaktionen auf das, was für die Enkel heutzutage normal ist: die sozialen Medien und was damit zusammenhängt. Anstatt nur ungnädig zu knurren, dass wir früher ohne all das genausogut durch unsere Kindheit gekommen sind, sollten wir uns interessieren.

Mit dem Wandel des Klimas ändern sich inzwischen vor allem bei jungen Menschen die Essgewohnheiten. Vegan, statt Mischkost. Natürlich können wir darüber den Kopf schütteln oder was noch schlimmer wäre, grundsätzlich nur Fleisch anbieten, wenn die Enkel kommen, weil wir – in arrogantem Getue – immer noch die Werbung im Ohr haben „Fleisch ist ein Stück Lebenskraft".

Glücklicherweise haben inzwischen viele Großeltern ihren Enkeln zugehört, deren Ängste bezüglich des Klimawandels ernst genommen, sich selber mit der Problematik auseinandergesetzt und schließlich eigene Zusammenschlüsse gegründet, wie „Großeltern fürs Klima". Omas haben sich zusammengetan und demonstrieren als „Omas gegen rechts" gegen das verquere Denken, das sich in userm Land immer mehr auszubreiten droht.

Die aktuellen Verhältnisse akzeptieren

Natürlich ist es nervig, besonders für Oma und Opa, wenn die Enkel bei Tisch sitzen und nur auf ihrem Smartphone rumdaddeln. Fragen nach der Schule und dem allgemeinen Wohlergehen werden überhört oder nur unzureichend beantwortet, auch ein diskret zugeschobener Geldschein ändert die Situation nicht. Danke murmelnd wird er in die Hosentasche gesteckt, das wars, daddeln ist viel interessanter, scheint es. Sie bekommen in dem Moment die Aufmerksamkeit des Nachwuchses, wenn Sie sich interessiert zeigen. Wenn Sie darum bitten, dass man Sie einführt in diese Ihnen unbekannte Welt. Wenn Sie fragen, ob Ihnen die Enkel behilflich sein könnten bei der Anschaffung und Einrichtung eines Handys, Tablets oder Laptops. Das machen fast alle Enkel gern und sie werden alles daran setzen, die Großeltern vor Spam und anderen falschen Mails zu schützen.

Nein, es sind keine Fake-News, die Gletscher schmelzen immer schneller und trotzdem wird Wasser immer knapper. Falls Sie Enkel haben, die sich deswegen Sorgen machen, womöglich sogar freitags dagegen demonstrieren und die Politik zwingen wollen, endlich zu handeln, so machen Sie ihnen bitte keine Vorhaltungen. Den Konflikt mit der Schule regeln ohnehin die Eltern, aber vielleicht können Sie ja helfen, ein anständiges Plakat zu malen. Möglicherweise passen Sie Ihren Speiseplan ein bisschen dem an, was die jungen Leute fordern: weniger Massentierhaltung fürs Klima. Man kann Krautrouladen statt mit Hackfleisch genausogut mit Reis, Getreidekörnern oder

Linsen füllen. Vielleicht schmeckt es den Eltern nicht besonders, aber Ihre Enkel werden Sie dafür lieben.

Lernen Sie, den Spagat zwischen Wissensvorsprung von früher und ihrem Wissensdefizit von heute zu meistern

Früher, als die Enkeleltern noch Kinder waren, stand Oma
sonntags früh auf, damit der Braten gut durch war zum Mittag.
Essen musste „durchgekocht" sein, Weiß- oder Rotkraut labbe-
rig und ohne Biss. Schon der technische Fortschritt im Haushalt machte ein Umdenken und Umlernen nötig. Während beispielsweise die Wäsche in der Maschine müllert, geht die
Hausfrau zum Friseur oder kauft ein, oft sogar online. Wäschewaschen können inzwischen die Herren der Schöpfung
genauso gut. Omas Weisheiten von früher mit Bleichmitteln
und andere Tricks haben ausgedient, Opas Wissen bei der Au-
toreparatur in vielen Fällen ebenfalls, denn heutzutage sind
die Fahrzeuge mit hochspezialisierten Teilen und Menüsteue-
rung ausgerüstet, da kommt man schlicht nicht weiter.
Viele von uns Großeltern wussten wirklich nicht, wie gefährlich
fossile Energieträger für unseren Planeten werden könnten.
Die meisten von uns haben dem Märchen vom Wunderroh-
stoff Erdöl kritiklos geglaubt. Das schien damals technischer
Fortschritt, der ganz große Wurf! Plastik war ein Superwerk-
stoff.

Statt dass wir davon begeistert unsern Kindeskindern weiter erzählen können, fällt uns unser Enthusiasmus auf die Füße. Weichmacher im Spielzeug schädigen schon die Babys, Plastik als nicht abbaubarer Stoff wird immer mehr zum Problem, verseucht Meere in unvorstellbaren Dimensionen, tötet seine Bewohner und entzieht denen, die vom Meer jahrhundertelang gelebt haben, die Lebensgrundlage. Plastikflächen von Ländergröße liegen auf den Wassern der Ozeane und zerstören unseren Planeten. All das wissen unsere Enkel genauer und besser als wir (es wissen wollen). Tun Sie es nicht als Propaganda ab oder „dummes Zeug", wenn Ihre Enkel Ihnen davon berichten, sondern suchen Sie gemeinsam nach Fakten, informieren Sie sich, wie genau das Ozonloch entsteht und was Sie persönlich gegen den Klimawandel unternehmen können. Es ist, nebenbei gesagt, eine ganze Menge. Bilden Sie mit Ihren Enkeln eine Gemeinschaft der Taten: nutzen Sie den ÖPNV, und wägen Sie ab, wann Sie Ihr Auto benutzen. Ein Mobilitätsmix wäre eine sinnvolle Lösung: den Weg zur ÖPNV-Haltestelle zu Fuß oder mit dem Rad zurückzulegen, notfalls das Auto bei der Haltestelle parken. Schauen Sie, wo es P+R-Möglichkeiten gibt, um auf die öffentlichen Verkehrsmittel umzusteigen. Fangen Sie Regenwasser für den Garten auf, zeigen Sie den jungen Leuten, wie man dieses und jenes noch gut reparieren kann, anstatt es wegzuwerfen. Sagen Sie dem Plastikmüll den Kampf an, indem Sie, soweit es möglich ist,

unverpacktes Obst und Gemüse in eigenen Netzen oder Kör-
ben einkaufen.

Auch im Alter brauchen Sie Offenheit und Interesse

Es gibt ewig gültige Wahrheiten wie die, dass die Erde um die
Sonne kreist und Fallengelassenes nach unten fällt. Aber es
gibt auch Wahrheiten, die einem Wandel unterworfen sind.
Autos müssen beispielsweise nicht mehr zwingend von einem
Fahrzeugführer gesteuert werden oder Haustüren mit schwe-
ren riesigen Schlüsseln vor unerwünschten Besuchern gesichert sein. Ein kleiner Transponder ersetzt inzwischen den
klassischen Schlüsselbund ebenso wie eine Sicherung per
Handy-App. Der technische Fortschritt, nicht nur bei der Digitalisierung, ist enorm. Deshalb sagen Sie nie: dafür bin ich jetzt
zu alt. Gerade haben wir im Radio gehört, wie eine über Hun-
dertjährige im Tandem einen Fallschirmsprung aus einem
Flugzeug wagte. Sie hat auch nicht gesagt, dafür bin ich zu alt.
„Oma willst du schaukeln, dann gebe ich dir Schwung", sang
vor 30 Jahren der DDR-Liedermacher Gerhard Schöne. Omas
auf der Schaukel, wollte das Lied aussagen, das wäre doch un-
erhört und zugleich schön (mutig). Vielleicht hören wir bald
von einer oder einem Hochbetagten, die ins Weltall geflogen
sind, wer weiß?
Nebenbei bemerkt sind wir Autorenpaar keine großen Anhä-
nger von Weltraummissionen, seitdem wir wissen, dass dabei

Unmengen Treibstoff verbrannt werden. Sich offen gegen solchen Fortschritt auszusprechen, dazu gehört auch Mut. Seien Sie mutig, wenn es darum geht, Maßnahmen zuzustimmen, die den CO2-Ausstoß minimieren sollen. Überlegen Sie am besten selbst, was Sie dazu beitragen können, dass der Treibhauseffekt auf unserm Planeten nicht weiter verstärkt wird.

Lernen Sie, mit der Enkelgeneration einen Dialog auf Augenhöhe zu führen

Die Enkel können nichts für die Zeitumstände, in die sie geboren wurden, genauso wie wir oder unsere Eltern nichts dafür konnten, dass sie im Krieg geboren wurden oder in der beginnenden Wohlstandswelle. Niemand kann dafür, wann er geboren wurde, aber jeder ist ein Kind seiner Zeit. Als wir Kinder waren, bekamen wir jedes Jahr im April einen neuen Brummkreisel, dazu eine neue Peitsche. Dann gings los: in der Frühlingssonne tanzten die verschieden farbigen Brummkreisel auf dem Bürgersteig oder dem Asphalt. Wir hatten Rollschuhe und keine Rollerblades, mit denen wir durch unsere Wohnviertel sausten. Knieschützer? Fehlanzeige. Manchmal, das geben wir hier gerne zu, vermissen wir schon die Brummkreisel in ihren satten Farben rot, gelb, blau oder grün. Die heutige Generation würde Brummkreisel wohl nur noch virtuell auf dem Smartphone spielen. Sicher könnten Sie das eine oder andere ergänzen. Aber nichtsdestotrotz: fertigen Sie Ihre Enkel deswegen nicht ab, wie dumme Gören, die ja von Tuten und Blasen keine Ahnung mehr haben und denen jetzt alles vorne und hinten reingeschoben wird. Verwöhnte Gören, die nicht mal mehr eine Tracht Prügel verabreicht bekommen dürfen, weil das inzwischen eine Straftat darstellt und zur Anzeige gebracht werden kann (und muss). Dialog auf Augenhöhe bedeutet, das zu respektieren, was ist, womit die Enkel sich beschäftigen und was ihre heutige Welt ausmacht. Stellen Sie sich mal vor, wir würden noch immer in Zeiten von Brummkreisel und Rollschuhen leben und dann wäre Corona gekommen. Kein Fernunterricht per Tablet wäre möglich gewesen und unsere Enkel hätten große Wissensdefizite gehabt. So aber schreiben sie ihre Abschlussprüfungen trotzdem und nehmen per Zoom an den Vorlesungen der Uni teil. Es geht vorwärts und irgendwie weiter. Deshalb sollten Sie sich immer ins Gedächtnis rufen, dass neue Zeiten nicht unisono erstmal negativ zu bewerten sind. Stattdessen aktivieren Sie Ihre Neugier, lassen Sie sich von den Enkeln die neuen Zeiten erklären, fragen Sie sie, wie es heutzutage in der Schule zugeht, wenn der Lehrer, statt mit Kreide an die Wandtafel, mit einem Stift aufs Whiteboard schreibt.

Aber auch die Digitalisierung hinterlässt in der Umwelt ihre Spuren. Denn die Server, über die alle Daten laufen, sind riesige Rechenmaschinen, die viel Energie verbrauchen und sehr viel Wärme abgeben. Diskutieren Sie ruhig einmal mit Ihren

Enkeln darüber und geben Sie ihnen nebenbei den Anstoß, dass es nicht immer das neueste Handy oder der neueste Laptop sein muss. Es werden inzwischen qualitativ hochwertige digitale Geräte als Recyclingprodukte angeboten, also repariert und auf den neuesten Stand gebracht. Und das zum kleineren Preis. Denn für jedes neue digitale Gerät müssen Seltene Erden gefördert werden, somit wird unsere Umwelt noch weiter belastet.

Gestehen Sie sich ein, dass Ihnen das Lernen im Alter schwerer fällt

Unser Kurzzeitgedächtnis lässt uns mit den Jahren mehr oder weniger häufig im Stich. Trotzdem sollten Sie nicht gleich aufgeben. Wenn Sie offen ansprechen, dass es ein wenig dauern kann, bis Ihnen die Bedienung Ihres Handys in Fleisch und Blut übergangen sein wird, ist Ihnen bestimmt niemand böse. Ihr Enkel wird, wenn möglich, gerne öfter vorbeikommen, um zu schauen, ob Oma oder Opa mit ihrem Smartphone zurechtkommen. Falls Sie doch versehentlich was verstellt haben, wird er Ihrem Handy gerne wieder die richtigen Einstellungen verpassen.

Fortschritt, schneller, höher, weiter – das war die Maxime, mit der wir Senioren groß geworden sind. So hat man es uns in der Schule beigebracht, so haben es die Politiker verkündet. Und wir hatten keinen Grund, daran zu zweifeln. Dennoch führte das in die Sackgasse. Jetzt gilt es, die Scherben zusammenzukehren und zu versuchen, zu retten, was noch zu retten ist. Dass es gerade uns Älteren schwerfällt, unsern seit Jahrzehnten eingefahrenen Lebensstil zu ändern, uns zu verändern, wer will uns das verübeln und anlasten? Auch darüber ist es wichtig, mit Ihren Enkeln sprechen. Wenn Oma und Opa sich willig und nicht als Klimawandelleugner zeigen, haben Sie volle Punkte beim Nachwuchs.

Agieren Sie nicht arrogant

Geben Sie nicht dem Gerät, dem Anbieter, Verkäufer, den Zeitumständen oder was Ihnen sonst noch einfallen mag, die Schuld, wenn sich zwischen Ihnen und dem Internet zunächst keine innige Freundschaft einstellen will. Wenn Sie das, was Sie (zunächst) nicht verstehen zum Feindbild erklären, machen Sie es sich sehr einfach. Um nicht zu sagen, bequem. Manches begreift man eben erst im vierten Anlauf, auf manches muss man sich einlassen (wollen). Learning bei doing, lautet die Devise. Versuch macht klug, sagt der deutsche Volksmund. Also selber probieren, üben, sich nicht entmutigen lassen.
Es ist diese Arroganz der älteren Generation, wozu auch Politiker gehören, die die junge Generation in Rage bringt. Diese Ignoranz, die ihnen signalisiert: lauft euch mal schön jeden Freitag die Füße platt, wir machen doch was wir wollen, wir machen unsern Stil weiter. Wenn wir Senioren uns nicht auf

die Seite der jungen Menschen stellen, uns lauthals neben ihnen positionieren, uns mit ihnen für das 1,5 Grad Ziel stark machen, werden uns ungemütliche Zeiten bevorstehen. Und das ist nicht nur klimatechnisch gemeint. Denn wir haben es aufgrund unserer demographischen Stärke in der Hand, die Politik anzustoßen, von den Regierungsparteien zu fordern, dass sie mehr tun für Klimaschutz und Nachhaltigkeit. Uns obliegt es, unsern Einfluss als stärkste Wählergruppe in Deutschland geltend zu machen und der Partei unsere Stimme zu geben, die sich bedingungslos für die Ziele des Pariser Klimaabkommens einsetzt. Bedenken Sie, es kommt die Zeit, wo unsere Enkel an die Schaltstellen von Wirtschaft und Politik gelangen und dann werden sie umsetzen, was sie schon als junge Menschen gefordert haben. Wir könnten dabei als ewig Gestrige oder Bremser außer Gefecht gesetzt werden und unsere Interessen als Senioren hintenan gestellt finden. Pflegeversicherung oder Klimaschutz? Die Wahl wird unsern Enkeln nicht schwerfallen, wenn wir uns endlich auf die Beine machen, um etwas zu tun, damit Klimaschutz bei uns nicht zur Phrase wird.

Agieren Sie nicht überempfindlich

Sich mal durchbeißen, nicht gleich aufgeben, mutig voran, mal einen Rückschlag in Kauf nehmen – alles Ratschläge, die wir unsern Enkeln gerne erteilen. Das „gib dir Mühe", gilt in diesem Fall auch uns. Falls Sie jammern, wie schlimm doch die neuen Zeiten wären und warum man nicht wie früher per Festnetz kommunizieren könne, der neue Fernseher so kompliziert zu bedienen ist und die Waschmaschine ... wird es Ihnen nichts nützen. Die junge Generation ist entschlossen, voranzugehen, sie sind – um mal in der Jugendsprache zu bleiben – „heiß" auf Neuerungen. Wenn Oma und Opa sich bewusst zurückhalten und nicht mitziehen, bitte, das ist ihr Problem und nicht das der Enkel.

Deswegen nochmal: Bei allem, vor allem in Sachen Klimaschutz und Nachhaltigkeit, bei dem Sie sich jetzt zurückhalten, wird sich die junge Generation auch zurückhalten, wenn es in zwanzig, dreißig Jahren um die Interessen älterer Menschen geht. Unsere Enkel werden dann die Interessen unseres Planeten vertreten, das könnte für uns schmerzlich ausgehen.

Lassen Sie sich auch mal „bevormunden"

Wer das Heft aus der Hand gibt, muss damit leben, dass andere ihm sagen, wie er was zu tun hat. Das kann leicht in Bevormundung ausarten oder von uns so aufgefasst werden.

Unser neues Tablet wurde installiert, rasch hatten wir plötzlich auch die Instagram-App drauf. „Die braucht ihr", sagten unsere Kinder, wir „durften" lediglich noch ein Profilbild heraussuchen und schon waren wir dabei und setzen neben Facebook und Twitter nun auch auf Instagram unseren täglichen Post zur Großelternschaft ab. Ein paar Mal noch wurden wir belehrt, was den Umgang mit Instagram betraf, wir haben es uns gefallen lassen. Inzwischen nehmen die Belehrungen ab. Vermutlich haben wir unsere Lektion gelernt.

Junge Menschen sind forsch und reaktionsschnell. In Windeseile bewegen sich ihre Daumen übers Display, wir können bis heute nicht mit den Daumen tippen. Blitzschnell haben unsere Enkel einen Post geteilt, in die jeweiligen Gruppen Nachrichten gesendet oder sich verabredet. Das ist nicht mehr unser Tempo. Deshalb nehmen Sie es nicht übel, wenn Sie manchmal das Gefühl haben, wie ein dummes kleines Kind dazustehen.

Dasselbe gilt in Sachen Einsatz für den Klimaschutz. Sie müssen nicht jede „Marotte" Ihrer Enkel mitmachen, heute vegetarisch, morgen vegan. Reduzieren Sie trotzdem Ihren Fleischkonsum auf ein bis zwei Mal die Woche, das ist im Alter sowieso gesünder. Aber hören Sie Ihren Enkeln zu, wenn die Ihnen was von Artensterben erzählen, bauen Sie gemeinsam ein Insektenhotel, nehmen Sie teil an der Aktion „mähfreier Mai", auch wenn sich dann Ihr Vorgarten von den anderen, typisch deutschen, krass unterscheidet. Legen Sie eine Lupe bereit, ein Schmetterlingsnetz oder eine Botanisiertrommel. Gehen Sie auf dem eigenen Grundstück auf Forschungsreise mit den Enkeln und Sie werden staunen. Das vergessen die Ihnen nie! Die Großeltern haben zugunsten der Umwelt aufs Mähen mehr als vier Wochen verzichtet!

Wer von andern lernt, macht sich zunächst klein und entblößt sich

Der Enkeljunge, das Enkelmädchen, dem Sie noch vor Kurzem die Flasche gereicht und die Windel gewechselt haben, kommt jetzt und will Ihnen ernsthaft zeigen wie WhatsApp funktioniert. Die Kleinen belehren die Großen, die Jungen die Alten. Eigentlich müsste das doch umgekehrt sein, oder?

In vielem ist und bleibt es bis heute genau so: die Älteren lassen die Jüngeren an ihren Erfahrungen teilhaben. Im SWR gibt es eine Sendereihe mit dem Titel: „Oma kocht am besten". Omas und auch Opas geben das Rezept mit dem Lieblingsessen der Enkel an diese weiter. Wenn sich unsere Enkel auch perfekt mit den Handys auskennen, ein Essen ist dadurch noch nicht gekocht oder ein Wadenwickel bei Fieber fachkundig angelegt.

Gegenseitig mit- und voneinander lernen, lautet die Devise heutzutage. Das schafft Augenhöhe und Respekt.

DAS KLIMA ZWISCHEN ALT UND JUNG GE-STALTEN

Wie können wir als Generationen miteinander leben?

Was will die junge Generation?

„Man sollte mal über die Einrichtung eines UN-Gerichtshofs nachdenken, der sich mit „Verbrechen an den nachfolgenden Generationen" befasst. (Tremmel, Generationenbetrug, S. 19)
Noch bis zum Ende des Zweiten Weltkriegs war es genau anders herum: da waren die alten Menschen auf die Zuwendung und das Wohlwollen ihrer Kinder und Enkel angewiesen. Wer keine Angehörigen hatte, die sich um ihn kümmern konnten, landete im Armen- oder Siechenheim. Damals bestimmten die Jungen über die Alten. Das hat sich in den letzten siebzig Jahren grundlegend geändert. Aufgrund des demografischen Faktors und der finanziellen Macht sind es inzwischen die Alten, die über die Jungen bestimmen. Alte, die fest auf ihren angestammten Plätzen verharren und sich weigern, das Heft des Handelns aus der Hand zu geben. Der Slogan der Alten, wir haben uns krumm gelegt, damit ihr es einmal besser habt, ist längst ad absurdum geführt.
Zwar hat die Nachkriegsgeneration einen großen Wohlstand geschaffen, aber sieht man mal die Kehrseite der Medaille an, so wird klar, dass dieser Wohlstand auf Kosten der Natur, der Tier- und Pflanzenarten und Rohstoffe ging. Deutschland hat

sich inzwischen horrend verschuldet und muss immer mehr Kredite aufnehmen, um außergewöhnliche Lasten schultern zu können: die Corona-Pandemie, dann der Ukraine-Krieg mit seinen Millionen Flüchtlingen und die aktuelle Wirtschaftskrise.

Junge Menschen, besonders in Städten und Ballungszentren, wollen meist anders leben, als wir es gewohnt waren. Sie arbeiten lieber im Team, selbstbestimmt und souverän, anstatt in starren Hierarchien, oben der Chef und unter ihm die Mitarbeiter, nach dem Motto: alles hört auf sein Kommando.
Arbeit ist für die jungen Menschen nicht alles, es ist nicht ihr Lebenssinn. Sie legen mehrheitlich mehr Wert auf Beziehungen als auf steile Karrieren. Außerdem bevorzugen immer mehr von ihnen Fahrräder, statt Dienstwagen.

Die jungen Menschen leben heutzutage einen minimalistischen Lebensstil. Manche Wohnung sieht aus, als sei der Möbelwagen mit der Hälfte der Fracht wieder weggefahren. Alles wird funktionell eingerichtet. Bücher kommen nicht mehr ins Regal, sondern aufs Tablet oder den E-Book-Reader, Musik kommt aus dem Handy per Bluetooth.

Und nicht zu vergessen: *Junge Menschen* legen großen Wert auf Nachhaltigkeit, ob bei Möbeln, Bekleidung oder beim Essen. Fair gehandelte Produkte haben bei ihnen Vorrang.

Die junge Generation verlangt zu Recht, dass wir aufhören, ihre Zukunft zu beleihen und dass wir anfangen so zu wirtschaften, dass jede Generation ihre Ausgaben selber trägt.

Die junge Generation verlangt zu Recht, dass staatliche Pensionszusagen, also Beamtenpensionen, neu geregelt werden, damit dafür weniger Aufwendungen (Steuergelder) gebraucht werden.

Die junge Generation verlangt zu Recht, dass das Rentensystem auf den Prüfstand kommt. Der von Adenauer überlieferte Satz: „Kinder kriegen die Leute immer", stimmt schon lange nicht mehr. Familien mit mehr als zwei Kindern sind die Ausnahme, weniger die Regel. Viele Frauen gehen lieber arbeiten und finden ihre Erfüllung im Berufsleben anstatt als Hausfrau und Mutter. Verhütung und Sexualaufklärung leisten ein Übriges bei der Lebens- und Familienplanung. Der stetige Rückgang der Geburten bringt unser bisheriges Rentensystem gehörig ins Wanken.

Es ärgert *die junge Generation*, dass sich niemand aus der Politik so richtig an diese Baustelle traut, weil wir Senioren ja ein gewaltiges Wählerpotential darstellen. Ja, man befürchtet, dass wir diese zahlenmäßige Überlegenheit lobbyistenmäßig einsetzen, um egoistisch, ohne Rücksicht auf Verluste – sprich, die junge Generation – UNSERE Ziele und Anliegen durchzusetzen. Eine Diktatur der Senioren. Da junge Menschen ja oft zu undifferenzierten Überlegungen und Handlungen neigen, könnte uns im Gegenzug Altersrassismus drohen und die Diktatur der jungen Generation – Potential für einen Generationenkonflikt.

Es ärgert *die junge Generation*, dass wir, statt unsere zahlenmäßige Überlegenheit für ihre Bedürfnisse und die zukünftiger Generationen einzusetzen, auf unseren alten Besitzständen verharren und damit die gängigen Volksparteien unter Druck setzen. Kein Wunder, dass die jungen Menschen deshalb immer lauter eine Herabsetzung des Wahlalters fordern, also statt mit 18 bereits mit 16 Jahren, wie auf Landesebene in Baden-Württemberg kürzlich geschehen. Käme diese Regelung auf Bundesebene zum Tragen, die jungen Menschen würden uns Senioren damit, wie man so schön sagt, „Dampf ans Rad" machen. Auch war schon von einer Wahlrechtsaltersbegrenzung die Rede, d. h., ab einem bestimmten Lebensalter wären Bürger von diesem Grundrecht ausgeschlossen. Was wir dagegen tun können, um nicht als Getriebene agieren zu müssen, dazu später mehr.

Jörg Tremmel, inzwischen Apl. Prof. Dr. Dr., Privatdozent am Institut für Politikwissenschaft (IfP) in der Wirtschafts- und Sozialwissenschaftlichen Fakultät der Eberhard Karls Universität Tübingen, schrieb in seinem 1996 erschienenen Buch „Der Generationsbetrug", „Die Geschäftsgrundlage für den Generationenvertrag hat sich geändert." (Ebenda, S. 48) Damit drückte er schon damals ganz klar aus: es kann nicht sein, dass die junge Generation, also demografisch gesehen, die kleinste Bevölkerungsgruppe, für die demografisch größte Bevölkerungsgruppe, die Senioren, aufkommen soll. Dass die junge Generation dabei auch noch angehalten ist, für die eigene Altersvorsorge selber Sorge zu tragen, da dass den Staat in Zukunft überfordern wird. Auch wenn Tremmel davon ausging, dass die Rentnergeneration der 90er so gut betucht und in Wohlstand lebte wie keine andere vor und nach ihr, ist weiter unbestritten, dass auch heutzutage die meisten finanziellen Guthaben bei dieser Generation zu finden sind. Dennoch ist es gegenwärtig differenzierter zu sehen, da die Altersarmut zunimmt, befeuert durch die Masse der Geringverdiener in prekären Jobs. Der Staat muss in Zukunft vermehrt Mittel zur Grundsicherung einer immer älter werdenden Bevölkerung bereitstellen, weil die nicht mehr in der Lage ist, von ihrer geringen Rente zu leben.

Die junge Generation wartet darauf, dass wir Senioren endlich den Klimawandel als Tatsache anerkennen und deswegen unsern Lebensstil ändern. Wir müssen uns darüber im Klaren sein, dass unsere Enkel UNS für die Klimakrise verantwortlich machen. Sollten Sie sich jetzt empört verteidigen, „aber wir haben doch gar nichts gemacht", ist genau dies das Problem: Wir haben nichts gemacht! Nur wenige Großeltern haben in jungen Jahren gegen Atomkraft protestiert oder sich aktiv gegen Umweltverschmutzung und für alternative Energien eingesetzt. „Unser Strom kommt aus der Steckdose", war ein gängiger Satz. Flüsse wurden begradigt und Moore trockengelegt, alles Umweltsünden wie man heute weiß und Unsummen investieren muss, um diese Schäden zu revidieren.

Die junge Generation hat verstanden, dass mit dem Klimawandel ein nie dagewesenes Artensterben in Flora und Fauna einhergeht, auch dafür machen sie die ältere Generation verantwortlich. Sie haben es satt, dass auf den großartig und opulent ausgerichteten Klimakonferenzen, sei es Paris oder Glasgow, meistens außer unverbindlichen Absichtserklärungen nichts weiter herauskommt, wenige oder kaum Taten folgen, die Politik sich im Schneckentempo bewegt. Diese Ignoranz schieben sie auch uns in die Schuhe, denn mit unseren Wählervoten verhindern wir eine Veränderung.

Natürlich wundern wir uns, dass immer weniger Vögel den Frühling bezwitschern, uns im August kaum noch Wespen behelligen und wir unser Stück Sahnetorte ungehindert im Freien genießen. Spätestens die schreckliche Flut im Ahrtal muss uns doch die Augen geöffnet haben. Kurz zuvor waren wir Autorenpaar noch durch das malerische Städtchen Bad Münstereifel flaniert und hatten uns fest vorgenommen, bald zurückzukehren, um das Ahrtal kennenzulernen. Und dann saßen wir, wie viele von Ihnen bestimmt auch, mit weit aufgerissenen

Augen vor dem Fernseher und konnten kaum glauben, was die Bilder uns zeigten.

Dieser Sommer (2022) dagegen ist einer der trockensten seit Beginn der Wetteraufzeichnungen aufgrund von Niederschlagsmangel. Massive Waldbrände in Europa sind kaum zu bändigen. Hier sei nochmals ganz klar festgestellt: der Klimawandel ist eine nicht mehr zu leugnende Tatsache, weshalb die jungen Menschen wie Getriebene auf den Straßen gegen die Politik der Alten protestieren.

Die junge Generation bekämpft vehement die Plastikflut, die wir in den vergangenen Jahrzehnten als Fortschritt der Menschheit gefeiert haben und damit auch die fossilen Energieträger. Erdöl schien die Lösung für alle Menschheitsprobleme zu sein, jetzt ist es zur Plage für die Menschheit geworden. Umweltgifte sind allerorten zu finden, die Praxen der Allergologen voll. Kaum ein Kind, kaum ein Erwachsener, die nicht unter irgendeiner Unverträglichkeit leiden.

Die junge Generation macht uns für das Ozonloch und die Überfischung der Meere verantwortlich. Viele von ihnen sind bereit, auf Fleisch und Fisch und andere tierische Produkte in ihrer Ernährung zu verzichten. Vegan ist der neue Ernährungstrend, was Ihnen sicher bei Ihrem Einkauf im Supermarkt schon aufgefallen sein dürfte.

Unwissenheit schützt nicht vor den Folgen des Klimawandels

Viele von uns werden sich wehren und behaupten, das ganze Ausmaß der Katastrophe so nicht im Blick gehabt zu haben. Schließlich erlebt nicht jeder Hochwasser, Dürre oder Waldbrände vor seiner Haustür. Die paar Veränderungen, die dann ins Auge fallen, werden nicht so ernst genommen. Und deshalb gibt es in unserer Generation kaum so was wie ein kollektiv schlechtes Gewissen. Diese Haltung des Selbstbetrugs ist es, die die junge Generation wütend macht – unser „unschuldiges" Schulterzucken.

Jörg Tremmel unterscheidet drei Gruppen beim Umgang mit der Klimakatastrophe und den Umweltschäden:
Einmal die, die davon gewusst haben, die Warnungen und entsprechende Gutachten bewusst ignorierten und aus Gewinnsucht und Geldgier trotzdem weitermachten.
Die größte Gruppe ist die Masse derer, denen das egal war und ist. Viele schieben die Verantwortung für das Desaster auf die Regierung und die Konzerne. Sie sind überzeugt, sie seien persönlich nicht verantwortlich. Dass jetzt viele Maßnahmen auf einmal kommen, jeder davon betroffen ist, ärgert die meisten. Sie fühlen sich bevormundet und beklagen sich über eine vermeintliche „Diktatur".

Die dritte Gruppe sind die, die gegen Umweltverschmutzung und für Nachhaltigkeit auf die Straße gingen, es waren, gemessen an der Gesamtbevölkerung, leider viel zu wenig. Sie wurden als „Spinner" abgetan, man verhöhnte sie und stellte sie als eine Gruppe dar, die sich nur wichtig machen wollte und übertrieb. Inzwischen wandelt sich diese Sicht zusehens. Einige von damals regieren heute mit und versuchen zu retten, was noch zu retten möglich ist.

Es gibt einen Witz: In einem Haus wohnten Niemand, Keiner und Dumm. Eines Tages warf Niemand etwas aus dem Fenster und traf Dumm, während Keiner gerade herausschaute. Dumm zeigte seinen Nachbarn bei der Polizei an: „Niemand hat mir etwas auf den Kopf geworden, Keiner hat es gesehen." Worauf der Polizist fragt: Sind Sie dumm?" Niemand will es gewesen sein, keiner will es gesehen haben – genau diese Haltung bringt das Blut der jungen Menschen in Wallung. Wir, die Älteren, so glauben sie, haben uns gemütlich eingerichtet, uns, um in der Jugendsprache zu bleiben, einen „Fetten" gemacht und ihnen die kümmerlichen Reste übriggelassen. Das ist ungerecht, keine Generationengerechtigkeit! So ist es kein Wunder, dass uns viele Junge am liebsten aufs Abstellgleis schieben möchten, weil ihrer Meinung nach von uns Beratungsresistenten sowieso nicht mehr zu erwarten ist als alte Plattitüden.

Einsicht wäre der einzige Weg zur gemeinsamen Lösung

Wer seinen Fehler einsieht, ist schon halb kuriert, heißt es im Volksmund. Wenn diese Einsicht kollektiv aus dem Mund der älteren Generation käme, zusammen mit dem ernsten Willen, etwas zu verändern, die junge Generation wäre sicher an unserer Seite.

Folgerichtig sind WIR gefordert, wenn es um die Überlebensfrage der Menschheit und den Weiterbestand unseres blauen Planeten geht.

Die jungen Menschen erwarten zu Recht, dass wir sie ernst nehmen und ihnen zuhören. Sie haben einen Anspruch darauf, als gleichwertige Partner bei der Problemlösung eingebunden zu werden.

Die jungen Menschen dürfen erwarten, dass wir uns einbringen bei den Fragen des demografischen Wandels, der Digitalisierung, der ökologischen Katastrophe, die unsern Planeten heimsucht und der sozialen Ungleichheit.

Es ärgert *die jungen Menschen* zu Recht, dass wir Senioren uns rühmen, die fiteste, jung gebliebene, gesündeste Rentnergeneration aller Zeiten zu sein – aber wie es scheint, nur zum eigenen Nutzen. Großelterliche Sprüche wie: Kommt ihr erst mal mit euren Tagen in unsre Jahre, dann sehen wir weiter ...

sind nicht zielführend. Solch großelterliche Arroganz blockt jede vernünftige Diskussion von vornherein ab.

Die junge Generation befürchtet zu Recht, dass unser Schwergewicht bei Wahlen ihre Zukunftsprobleme hinwegfegen könnte und wir ihre Sorgen nicht ernst nehmen. Auch der großelterliche Spruch: wir hatten es früher auch nicht leicht, mussten uns anstrengen, um zu was zu kommen, wäre hier fehl am Platze. So ein Argument unterstellt dieser Generation kollektiv Faulheit, Ignoranz und parasitäres Verhalten.

Die junge Generation bemängelt zu Recht, dass es zwar eine gesetzliche Rentengarantie gäbe nach der die Renten nicht sinken dürfen, auf der anderen Seite aber keine gesetzliche Lohngarantie. Googeln Sie doch mal „Bundesjugendkuratorium" und schauen Sie sich die Damen und Herren Mitglieder an. So richtig taufrisch und jugendlich (dem Alter nach) scheint niemand von denen mehr zu sein. Damit wir uns nicht falsch verstehen, die meisten Mitglieder haben akademische Titel und Kompetenzen. Dennoch hat die junge Generation recht, wenn sie bei solchen Gremien das Gefühl nicht loswird, dass wieder mal über ihre Köpfe hinweg entschieden wird. Dass Ältere ihnen vorgeben wie sie denken und handeln sollen.

Die junge Generation wünscht sich ältere Mentoren, die keine Angst vor der Zukunft haben und die Alter als Potential, nicht als Besitzstand sehen. Flexible, weltoffene Senioren zu sein – das wäre eine erstrebenswerte Herausforderung.

Die junge Generation braucht ältere Menschen, die nicht rückwärtsgewandt leben. Das heißt nicht, dass wir unsern Erfahrungsschatz beiseitelassen, sondern ihn teilen, aber nicht unter der Prämisse, „früher hätte es so was nicht gegeben…"
Es ist Tatsache, schon zu Sokrates Zeiten (470-399 v. Chr.) mokierten sich die Älteren mehr oder weniger unverhohlen und nicht immer mit feinen Worten über die Jugend. Wenn es heute die Jugend umgekehrt macht, mit Plakaten aufläuft, auf denen die ungeschminkte Wahrheit über Senioren steht, geht ein Aufschrei durchs Land. „Unverschämt", „keine Ahnung", „sollen erstmal arbeiten" und dergleichen ist dann von den Älteren zu hören.

Junge Menschen wollen ernst genommen werden, besonders in ihrer digitalen Welt. Weil viele Ältere davon wenig/keine Ahnung haben oder haben wollen, sich bewusst gegen den Gebrauch von Smartphone, Internet und Social Media entschieden, klafft eine Lücke zwischen den Jungen und Alten. Viele Ältere schotten sich ab, weil es sowas in ihrer Jugend nicht gab und sie keine Ahnung haben wie die digitale Welt inzwischen tickt. Wer sich demgegenüber aufgeschlossen zeigt, betritt mit Staunen ein Wunderland, in dem sich nicht nur junge, sondern auch viele ältere Menschen mit Vergnügen tummeln. Mancher ältere Mensch hat auf diesem Weg sogar noch eine neue Partnerschaft oder seine Jugendliebe finden können. Denn das World Wide Web verbindet Menschen aus den entlegensten Ecken der Erde.

Die junge Generation erwartet zu Recht, dass endlich der flächendeckende Ausbau einer Glasfaser-Infrastruktur vorangetrieben wird, in unser aller Interesse. Mit dem schnellen Internet wären die jungen Menschen eher bereit, im ländlichen Raum zu bleiben.

Die junge Generation hat ein Recht darauf, dass in den Schulen endlich digitale Lehrmittel, wie Tablets und Laptops zum Alltag gehören. Es mag uns Senioren unmöglich erscheinen, aber das Schulbuch könnte in absehbarer Zeit ausgedient haben, ebenso die Schreibschrift.

Die jungen Menschen fordern Chancengleichheit. Denn die Schulden, die die Generationen vor ihnen angehäuft haben, machen ihre Zukunftsträume zunichte. Gespart wurde und wird von der Regierung immer auf Kosten der Jungen, meist zugunsten der Alten.

Die jungen Menschen leben Minimalismus. Teilen geht vor besitzen. Nur nicht bei digitalen Geräten.

Die jungen Menschen legen Wert auf Nachhaltigkeit.

Was will die Seniorengeneration?

„Macht endlich Platz!", „Alte Säcke Politik", „Der Generationenbetrug", „Die Ausbeutung der Enkel" – das sind nur einige Buchtitel, die sich mit uns Senioren beschäftigen und uns kollektiv die Schuld geben am gegenwärtigen Desaster in Bezug auf Klima-, Schulden- und Rentenpolitik und allem, was damit verbunden ist. Hier wird gnadenlos mit einer Generation abgerechnet, die sich mehrheitlich keiner Schuld bewusst ist oder sein will. Frei nach dem alten, abgedroschenen Beamtenwitz: Schimpft doch nicht auf die Beamten, sie machen ja gar nichts! Und genau das ist der Punkt, der uns als ganzer Generation jetzt auf die Füße fällt: nichts getan zu haben.

Deshalb hat die Frage, was wir Senioren eigentlich wollen, ganz andere Facetten, weil wir von ganz anderen Grundlagen und Gegebenheiten sowie einem anderen zeitlichen Fundament ausgehen.

Die meisten von uns haben ihr Leben lang (hart) gearbeitet und sich nach mehr als vierzig Erwerbsjahren zu Recht auf den wohlverdienten Ruhestand im Kreise von Kindern und Enkeln gefreut. Viele haben finanziell anständig vorsorgen können und möchten mithilfe dieser finanziellen Reserve ihre letzten Jahre genießen, wie sie es für richtig halten.

Als sich die Ersten der heute über 80 bzw. 90-Jährigen ein Auto kauften, waren sie stolz, im Kreis der Mobilen angekommen zu sein. Zum Beginn des Wohlstandsbooms eine Urlaubsreise nach Italien antreten zu können – wer dabei war, hatte es geschafft, konnte seiner Familie etwas bieten. Den meisten reichte das: ein Häuschen, feste Arbeit, Familie, Kinder, ein- oder zweimal im Jahr in den Urlaub. Das war damals Normalität, Alltag, den keiner hinterfragte. Auf solchen Strukturen sind der zunehmende Wohlstand und das Ansehen der BRD gebaut worden.

Auch in Ostdeutschland, der damaligen DDR, konnte man durchaus im Kleinen sein privates Glück erschaffen: zwar war es nur wenigen vergönnt, sich ein eigenes kleines Häuschen zu erbauen, dafür besaßen umso mehr einen Schrebergarten mit entsprechender Datsche darauf. Was in den Gemüseläden fehlte – hier wurde es angebaut. Besonders fleißige Hobbygärtner brachten, was sie nicht selbst verbrauchten, in entsprechende Aufkaufstellen, was gerne zur Verbesserung des Familienbudgets beitrug. Einfach so arbeitslos zu sein, gab es nicht in der DDR. Jeder, der arbeiten wollte, bekam einen Arbeitsplatz. Der Betrieb, wie hier die Firma genannt wurde, war weit mehr als nur eine Stelle, um seine Brötchen zu verdienen. Hier kannte man sich auch privat, wurden private Sorgen geteilt. Ein Betriebsangehöriger fühlte sich also einer großen Familie zugehörig. Zwar hatte auch die Sozialistische Einheitspartei gehörigen Einfluss, aber wem es gelang, die Genossen auf Abstand zu halten und wer sich nicht übermäßig aus dem

Fenster lehnte, was politische Äußerungen betraf, konnte es ganz gut bis zu seiner Rente schaffen. Danach kümmerten sich die meisten Betriebe auch noch weiter um ihren altgedienten Kollegen. Doch viele zogen sich mit Renteneintritt in ihre privaten vier Wände bzw. ihr Gärtchen zurück. Wer wollte, besuchte in seinem Wohnviertel den Treffpunkt der „Volkssolidarität", wo es Essen gab und Gespräche, wo ab und zu Schüler oder Musikschüler etwas aufführten, wo es zu Nikolaus oder Weihnachten und politischen Feiertagen Feiern und kleine Präsente gab. Es war ein kleines Glück, gemessen an dem, was sich westdeutsche Rentner leisten konnten, aber den meisten genügte es, denn das Rentenniveau war nicht sehr hoch. Selbst wenn uns damals die Welt offen gestanden hätte, wessen Rente hätte schon für einen Trip nach Mallorca gereicht? Rügen, Usedom, Balaton – dahin fuhr, wer es sich leisten konnte.

Auch in der DDR gab es Altersarmut. Unsere Großmutter bekam in den 50er Jahren ungefähr 60 DDR-Mark Rente. Obwohl das Zimmerchen, das sie bewohnte, nur 5 DDR-Mark Miete kostete, Energie, Wasser und andere Nebenkosten kaum ins Gewicht fielen, Lebensmittel vom Staat subventioniert wurden – große Sprünge konnte sie damit nicht machen. Sie hatte zwar acht Kinder großgezogen und seit frühester Jugend schwer in der Landwirtschaft geschuftet, aber das nützte ihr nichts. Sie lebte bei uns, sie aß bei uns, wir versorgten sie mit.

Ihre Rente durfte sie als eine Art „Taschengeld" behalten und verwalten. Dazu kamen die regelmäßigen Päckchen, die sie von ihren Kindern erhielt, die sich noch vor dem Bau der Mauer rechtzeitig in den Westen abgesetzt hatten.

Diese Westverwandtschaft hat unser Bild vom westdeutschen Rentner geprägt. Da war jene Tante, die mit ihrem Sohn und dessen Frau zusammenlebte. Kam sie uns in der DDR besuchen, so war sie die Großzügigkeit in Person. Nicht nur, dass sie viel mitbrachte, sie ging außerdem im Intershop einkaufen, wobei jeder aus der Familie seine Wünsche äußern konnte. Nichts schien für sie, eine ehemals alleinerziehende Mutter, unmöglich. Sie genoss ihr Rentnerleben in vollen Zügen.

Oder der Onkel, der als Beamter schon mit Mitte fünfzig in Pension gegangen war. Seine Bezüge schienen ebenfalls üppig, denn er versorgte unsere ganze Familie rührend mit Westpaketen oder Mitbringseln, wenn er mit dem Auto gefahren kam. Daheim kochten sie nicht, sondern fuhren zum Mittag in ein Lokal, danach gings auf Kaffeefahrt durchs Land. Wurde es zu spät für die Heimreise, gingen sie ins Hotel und setzten die Reise am nächsten Tag fort. Jeden Sommer fuhren sie nach Rimini oder Meran. Es war diese Leichtigkeit ihres Rentnerdaseins, die uns manchmal neidisch werden ließ. Vorgesorgt hatten sie, jetzt brauchten sie nur genießen, was sie jahrzehntelang taten. (Beide wurden fast 90 Jahre und waren bis kurz vor ihrem Tod im Vollbesitz ihrer geistigen und körperlichen Kräfte.)

Autofahren zum Vergnügen, eine Landpartie, weil Benzin billig war und Autos als Mobilitätshilfe – das war normal, jahrzehntelang. Kaum einer machte sich Gedanken über Umweltschäden wie das Waldsterben. Die Euphoriewelle der Wohlstandsjahre hat im Westen lange angehalten, mindestens bis zur Wiedervereinigung.

Damals wie heute verkünden viele Rentner mit stolzgeschwellter Brust die Irrlehre, sie hätten ihren Wohlstand, die Rente erarbeitet. Und wollen es nicht wahrhaben: die „fetten" Jahre und Zeiten sind vorbei, endgültig.

Inzwischen sind wir, die Kinder dieser Rentnergeneration, selbst in die Jahre gekommen und für die meisten von uns ist es keine Frage: wir wollen nicht so leben wie die Wohlstand-Rentnergeneration vor uns.

Aber was wollen wir dann?

Wollen wir mitgestalten?

Wollen wir eine Zukunft mitgestalten, in der sowohl die Enkelgeneration als auch wir unseren sinnvollen Platz finden? Dazu müssen wir aber miteinander reden und nicht aneinander vorbei. Uns kollektiv das Versagen der Vergangenheit in die Schuhe schieben zu wollen, trifft nicht den Kern des Problems, empfinden wir als Pauschalisierung und Altersdiskriminierung. Mitgestalten bedeutet, einander zuzuhören und vernünftige Kompromisse zu finden.

Wollen wir gerne ehrenamtlich unser Wissen und Können einbringen?

Dazu müssen wir der Enkelgeneration erstmal beweisen, dass auch bei uns Alten wertvolles Wissen und Können vorhanden ist, man von uns lernen kann und wir eine Brücke auch zu den Generationen sind, die unsere Enkel niemals kennenlernen konnten.

Wollen wir Sicherheit?

Gerade ist der Frieden in Europa bedroht wie nie zuvor. Es macht uns Angst, wenn wir die Fernsehbilder mit den alten, hochbetagten Menschen sehen, die mit nichts in den Händen auf die Flucht müssen. Wir wollen, dass der Frieden in Europa erhalten bleibt, um jeden Preis. Dazu nehmen wir auch inkauf, dass die Energiepreise steigen werden, jedoch verwahren wir uns dagegen, von der Regierung ausgeschlossen zu werden, was Beihilfen für Menschen mit geringem Einkommen angeht. Wir wollen sicher sein, dass unser Erspartes auf der Bank etwas einbringt, dass unsere Währung stabil bleibt und unsere Renten sicher sind. Auch wir haben ein Recht auf ein menschenwürdiges Leben bis ins hohe Alter. Wir wollen Sicherheit, was die medizinische und pflegerische Versorgung bis ins hohe Alter anbelangt. Die meisten von uns haben ihren Teil, was den demographischen Faktor anbelangt, dazu beigetragen, dass der Generationenvertrag eingehalten wird. Viele der heute über 60-Jährigen haben mehrere Kinder großgezogen und gerade die Frauen müssen deshalb mit Einbußen leben, was die Rente betrifft.

Wollen wir weitergeben?

Wir sind ein wandelnder Fundus aus Erfahrungen, Können und Wissen. Auch wenn vieles davon aus der vordigitalen Zeit stammt, wehren wir uns dagegen, als „von gestern" wahrgenommen zu werden. Wir ertragen es noch, wenn wir nicht gleich den Grund erfahren, weshalb eine Verabredung nicht eingehalten wurde, weil es zu unserer Zeit keine Handys gab. In unsern Bücherschränken stehen noch Lexika, deren Aussagen wissenschaftlicher Prüfung standhalten und in denen man noch richtig blättern kann.

Wollen wir an der Digitalisierung teilhaben – oder nicht?

Dieser Megatrend Digitalisierung scheint wie eine Dampfwalze: wer sich ihr in den Weg stellt, wird ohne Rücksicht auf Verluste plattgewalzt. Wer nicht mitmacht, kommt unter die Räder, wird abgehängt, dessen Leben endet praktisch an der digitalen Schranke. Dahinter tummelt sich das inzwischen normale Leben, bei dem Digitalisierungsverweigerer nur noch Zaungäste sein werden.

Wie wichtig die Digitalisierung ist, wurde uns spätesten beim Lockdown 2020 bewusst. Wir waren auf der Autobahn unterwegs nach Köln, wo wir auf Einladung des WDR am nächsten Morgen in einer Livesendung interviewt werden sollten. Doch dann kam der Anruf, man bat uns, wieder umzukehren, wir würden von daheim eine Aufzeichnung unseres Gesprächs machen. Damals war der WDR schlechter auf die Videotelefonie vorbereitet, als wir von der GroßelternAkademie.

Weil alle Veranstaltungen in Präsenz abgesagt werden mussten, stiegen viele, auch wir, um auf Internetformate wie beispielsweise Zoom. Mit unseren Enkeln kommunizierten wir per Smartphone und Videoanruf. Wie froh waren wir, dass wir diese Möglichkeit nutzen konnten. Wer nicht so firm war bei den digitalen Medien, wurde sehr einsam. Altenheime isolierten die Bewohner und verbannten sie aufs Zimmer. Und das oft bei fehlendem WLAN. Die Digitalisierung ist eine Entwicklung, der unsere Gesellschaft ganz schnell aufzuspalten in der Lage ist: in die Willigen und Kühnen unter den Senioren, die keine Zeit und Mühe gescheut hatten, in diese Materie einzudringen und die spätestens bei der Coronakrise dafür die Lorbeeren ernteten, indem sie nicht vom Rest der Welt abgeschnitten waren. Auf der anderen Seite standen die Digitalisierungsverweigerer, hoffentlich mit Festnetz.

Die Digitalisierung ist längst im Alltagsleben wie z. B. Haushaltsgeräten angekommen. Die meisten sind menügesteuert, wer damit nicht zurechtkommt, hat ein Problem.

Die sozialen Kontakte laufen immer mehr über Social Media, also über Smartphone, Tablet oder Computer. Sich verweigern bedeutet, den Kontakt zu Enkeln aber auch zu Freunden und Verwandten zu verlieren. Auch zu Gleichaltrigen, die vielleicht williger waren und sind, wenn es darum geht, eine neue Kommunikationsform zu beherrschen.

Wer sich digital verweigert, schränkt u. U. seine eigene Mobilität ein. Denn viele Tickets sind nur an menügesteuerten Fahrkartenautomaten erhältlich oder im Internet buchbar und werden mit QR-Code auf dem Handy gespeichert. Das Gleiche gilt für den Corona-Impfnachweis. Ohne digitale Medien geht fast nichts mehr.

Wer in seiner eigenen Wohnung, dem eigenen Haus bis ins hohe Alter wohnen möchte, ist auf entsprechende Assistenzsysteme angewiesen, die ebenfalls digital gesteuert werden.

Viele Behördengänge, Formulare, Termine – das meiste funktioniert nur mit Onlineabsprache. Bedauerlich, wer von den Älteren auch noch ohne Familie ist und digital überhaupt nicht kompetent. Da wird man dann abgehängt. Ist leider so.

Politische Teilhabe geht heutzutage auch vielfach übers Internet. Politiker sind auf Social Media unterwegs, gute und schlechte Nachrichten werden dort in sekundenschnelle geteilt.

Wirtschaftliche Teilhabe, gerade unter Lockdownbedingungen, funktionierte vorwiegend über Onlineeinkauf bzw. Hol- und Bringdienste.

Kulturelle Teilhabe ist digitalisierter geworden. Angefangen beim Ticketvorverkauf über die Teilhabe an Veranstaltungen via Livestream.

Viele Bildungsangebote und Workshops finden als „Webinare" oder „Zoomveranstaltungen" statt. Teilnehmer können bequem von zu Hause aus eine Weiterbildung besuchen oder bei einem „digitalen Seniorenstammtisch" mitreden.

Wir wollen unsere Ruhe

Wenn die jungen Menschen mal in unser Alter kommen (das ist keine Drohung, sondern eine Tatsache), werden sie merken, wie die körperlichen Kräfte und die Energie mit der Zeit abnehmen. Unser Körper will nicht mehr so wie wir. Wir ermüden schneller, die Augen werden schlechter, das Gehör ebenfalls und mancher hat mit der Bewegung Schwierigkeiten. Das soll nicht bedeuten, dass wir der jungen Generation nicht mehr zugewandt zu leben bereit sind, sondern an deren Rücksicht appellieren. Viele von uns haben in ihrem Leben einiges an Veränderungen erleben, überleben oder ertragen müssen. Jetzt will man nur noch sein eigenes Ding in seinen eigenen vier Wänden machen.

Wir wollen keine Experimente

Wir haben doch bisher ganz gut gelebt, weshalb sollen wir daran etwas ändern müssen? Lasst es doch, wie es ist. So oder so ähnlich denken viele Senioren. Statt aufs Klima schauen sie auf den neuen Prospekt vom Discounter in der Hoffnung auf günstige Angebote. Seine eigene kleine Welt erhalten und das möglichst bis zum Ende der Tage, das ist es, was viele Senioren wollen. Ein, wie es scheint, kleiner Wunsch mit großer Wirkung.

UNSER MÖGLICHER WEG ZUR GENERATIO-
NENGERECHTIGKEIT

Hören Sie die Argumente aller Seiten

Das bedeutet, reden Sie nicht nur am Stammtisch unter Ihresgleichen darüber, sondern gehen Sie gezielt auf junge Menschen zu und erfahren Sie deren Sichtweise. Idealerweise können Sie mit Ihren jugendlichen Enkeln über diese Thematik diskutieren und Argumente austauschen.

Achten Sie auf Ihren Kommunikationsstil

Auch wenn Sie erheblich älter sind als Ihre jugendlichen Gesprächspartner, ist es unangebracht, sich arrogant, überheblich oder unzugänglich zu zeigen. Seien Sie sich bewusst: die jungen Menschen wissen inzwischen viel mehr über den Klimawandel und dessen Folgen als Sie.

Gespräche zwischen unterschiedlichen Generationen basieren meistens auf indirekten oder direkten Vergleichen. Das bedeutet, bei direkten Vergleichen werden zwei genau gleiche Lebensalter miteinander verglichen: z. B. als wir zwanzig waren und wie es den jungen Menschen mit zwanzig heutzutage geht. Bei indirekten Vergleichen geht es um bestimmte Zeitabschnitte, wie z. B. heute und vor zwanzig Jahren. Vergleichen wir zwei Lebensalter in unterschiedlichen Zeiträumen, müssen wir feststellen, dass diese Vergleiche teilweise sehr hinken. Dennoch sind beispielsweise Zwanzigjährige zu allen Zeiten begierig auf das Leben und hatten oder haben meistens eine feste Vorstellung ihrer Ziele und eine realistische Einschätzung ihrer persönlichen Möglichkeiten. Vergleichen wir Zeitabschnitte, stellen wir fest, dass manche Kenntnis von damals heute veraltet bzw. nicht mehr anwendbar ist.

Ob eine Generation bevorteilt oder benachteiligt ist, hängt oft von der persönlichen Betrachtungsweise ab. Die Ansicht darüber kann auch wechseln. Ein Rentner muss nicht immer der Benachteiligte sein, weil ihm weniger finanzielle Mittel zur Verfügung stehen. Dafür hat er sehr viel persönliche Zeit, die er sinnvoll, z. B. für ein Ehrenamt, nutzen könnte. Junge Menschen dagegen sind nicht immer im Vorteil aufgrund ihrer Jugend und ihrer Perspektiven, denn sie müssen mit den Folgen einer Pandemie leben, einer Wirtschaftskrise und den Folgen eines Krieges in Europa. Das alles hat ihre Lebensqualität sichtbar eingeschränkt.

Bedenken Sie:

Im Laufe unseres Lebens wechseln wir unsere Generationenzugehörigkeit von jung zu alt. Wir waren auch mal Teil der jungen Generation, jetzt gehören wir zur älteren Generation. Kompromisse sind unumgänglich. Auch wir Älteren müssen zurückzustecken lernen, damit die junge Generation zum Zuge kommen kann. Lernen wir, auf angestammte Besitzstände mehr und mehr zu verzichten, das wird unsere Lebensqualität im Alter deutlich erhöhen. Denn wenn wir im Unfrieden (von „Krieg" wollen wir nicht sprechen) mit der jungen Generation leben, wird sich das auf ihr Verhalten uns gegenüber auswirken. Bleiben wir deshalb nicht Teil eines Problems, sondern werden wir Teil einer Lösung!

„Die Ehrfurcht vor der Vergangenheit und die Verantwortung gegenüber der Zukunft geben fürs Leben die richtige Haltung." (D. Bonhoeffer)

QUELLENVERZEICHNIS

(Qu: WiReLex; Gerechtigkeit)

(Quelle: studie_1_2009_begriff_gg.pdf)

(Gehört auf detektor.fm am 31.01.2022, detektor.fm/politik)

https://upload.wikimedia.org/wikipedia/commons/thumb/8/88/Zwei
_Jahrhunderte_Teil1.jpg/1280px-Zwei_Jahrhunderte_Teil1.jpg (Grafik
Klimaforschung)

https://www.deutschlandfunkkultur.de/klimawandel-auf-den-
malediven-warum-das-land-nicht-100.html

https://www.bundespraesident.de/sharedDocs/Reden/DE/Roman-
Herzog/Reden/1997/04/19970426_Rede.html 14.04.2022

https://de.wikipedia.org/wiki/Abfall 06.04.2022

https://www.quarks.de/umwelt/muell/fakten-zu-
mikroplastik/#:~:text=WHO%3A%20keine%20Gefahr%20durch%20
Mikroplastik,gesundheitlichen%20Auswirkungen%20des%20Mikropl
astiks%20besch%C3%A4ftigen. 06.04.2022

https://nachhaltigleben.ch/energie/treibhauseffekt-einfach-erklaert-
so verstehen-kinder-das klima-2974# 11.04.2022

https://www.1000dokumente.de/index.html?c=dokument=0100_ge
n&object=context&l=de 16.02.2022

https://web.archive.org/web/20071215014207/http://www.fr-
online.de/in_und_ausland/kultur_und_medien/euiletton/?em_cnt=12
58056 17.02.2022

SRzG-Studie 1/2009 „Generationengerechtigkeit"   https://nbn-
resolving.org/urn:nbn:de:101:1-2012080812212

Bausteine zur Generationenanalyse
https://www.zfg.uzh.ch/static/2010/luescher_generationen_dji_bullet
in.pdf
Generationengerechtigkeit
https://generationengerechtigkeit.info/wp-
content/uploads/2014/06/gg13_20041029.pdf
Lexikon der Nachhaltigkeit
https://www.nachhaltigkeit.info/artikel/brundtland_report_1987_728.
htm
Gerechtigkeit
https://www.bibelwissenschaft.de/fileadmin/buh_bibelmodul/media
/wirelex/pdf/Gerechtigkeit__2017-10-10_11_45.pdf
Gerechtigkeit / Gerechter / gerecht
https://www.bibelwissenschaft.de/wibilex/das-
bibellexikon/lexikon/sachwort/anzeigen/details/gerechtigkeit-
gerechter-gerecht-at/ch/3720b5d8386c7edb38b13058f44d21c3/
Gerechtigkeit https://www.dwds.de/wb/etymwb/Gerechtigkeit
Ein Grundrecht auf Generationengerechtigkeit
https://verfassungsblog.de/ein-grundrecht-auf-
generationengerechtigkeit/
Knesset-Kommission   https://www.fdsd.org/ideas/knesset-
commission-future-generations/
Deutsche Nachhaltigkeitsstrategie 2016
https://www.bundesregierung.de/resource/blob/975292/730844/3d
30c6c2875a9a08d364620ab7916af6/deutsche-
nachhaltigkeitsstrategie-neuauflage-2016-download-bpa-data.pdf

Deutsche Nachhaltigkeitsstrategie 2021
https://www.bundesregierung.de/resource/blob/998194/1875176/3
d3b15cd92d0261e7a0bcdc8f43b7839/deutsche-
nachhaltigkeitsstrategie-2021-langfassung-download-bpa-data.pdf
Verankerung in der Verfassung   https://library.fes.de/pdf-
files/akademie/online/03594.pdf
Zukunftsausschuss   https://www.welt.de/print-
welt/article289681/Union-plant-Zukunftsausschuss.html
Verfassungsgarantie   https://generationengerechtigkeit.info/wp-
content/uploads/2014/06/wissenschaftlicherdienst.pdf
Nachhaltigkeit, Brundlandt
https://www.iwkoeln.de/fileadmin/user_upload/Studien/IW-
Analysen/PDF/Bd._82_Auf_dem_Weg_zu_mehr_Nachhaltigkeit.pdf
Generationengerechtigkeit Alltag
https://vdocuments.site/generationengerechtigkeit-im-alltag-tipps-
und-tricks-sei-kritisch-statt-meinungen.html?page=1
https://www.tagesschau.de/wirtschaft/club-of-rome-studie-103.html
Biedenkopf, Kurt: Die Ausbeutung der Enkel, 1. Auflage Mai 2007,
Ullstein Buchverlage GmbH
Gründinger, Wolfgang: Alte Säcke Politik, 1. Auflage, 2016,
Gütersloher Verlagshaus
Gründinger, Wolfgang: Wir Zukunftssucher; edition Körber-Stiftung,
Hamburg 2012
Hammer, Eckart: Das Beste kommt noch, Kreuz Verlag, Freiburg
2010
Hofmann, Madeleine: Macht Platz!, Campus Verlag GmbH, Frankfurt
am Main, 2018

Igel, Corinne: Großeltern in Europa, VS Verlag, Wiesbaden 2011

Kehnel, Annette: Wir konnten auch anders, 2. Auflage 2021, Karl Blessing Verlag, München

Kirchliches Forschungsheim Wittenberg, Lutherstadt: Die Erde ist zu retten , Manuskript 1982

Opaschowski, Prof. Dr. Horst W.: Welche Zukunft hat das Alter? Private Mitschrift im Rahmen es Landesseniorentages Göppingen, 30. September 2021

Schätzing, Frank: Was, wenn wir einfach die Welt retten?, 4. Auflage, 2021, Verlag Kiepenheuer & Witsch, Köln

Schirrmacher, Frank: Das Methusalem-Komplott, Blessing Verlag , München 2004

Tremmel, Jörg: Der Generationsbetrug: Eichborn Verlag, Frankfurt, 1996

Tremmel, Jörg: Eine Theorie der Generationengerechtigkeit, 2012, mentis Verlag GmbH, 48143 Münster, Germany

Zintz, Klaus: Prima Klima! 1. Auflage 2008, Franckh-Kosmos Verlags-GmbH & Co. KG, Stuttgart

Tremmel, Jörg: Nachhaltigkeit als politische und analytische Kategorie, Ökom Verlag, München 2003

Über die GroßelternAkademie

Als wir uns mit der Geburt unseres ersten Enkelkindes auf die Suche nach Großelternschaft in postindustriellen Zeiten der Globalisierung und Digitalisierung begaben, ahnten wir nicht, wie spannend diese Reise sein würde. Wie es scheint, haben wir noch eine ansehnliche Wegstrecke vor uns, denn ständig „springen" uns neue Themen an, mit denen wir uns gerne auseinandersetzen, weil wir selbst davon profitieren.

Wir publizieren nicht nur, sondern halten auch Vorträge, Seminare und Workshops zu verschiedenen Aspekten der Großelternschaft, wobei wir auch sehr viel von unseren Zuhörern lernen und ihre Anregungen gerne aufnehmen.

Informieren Sie sich unter ww.grosselternakademie.de

oder schreiben Sie uns:

info@grosselternakademie.de

Marianne und Reinhard Kopp

Wir sind seit über vierzig Jahren gerne miteinander verheiratet, haben vier erwachsene Kinder, Schwiegerkinder und drei Enkel.

Wir haben beide einen diplomierten Abschluss in Theologie und waren bis zu unserer Pensionierung in der Gemeindearbeit tätig.

Wir sind beide zertifizierte Paarberater für die „Vorbereitung und Stärkung von Paarbeziehungen".

Wir sind zertifizierte Seelsorger für Krisenintervention.

Reinhard ist zertifizierter Mentor, hat Weiterbildungen für Trauerberatung und Vergebung besucht.

Marianne hat an Weiterbildungen für Radiojournalismus teilgenommen und ein Fernstudium für Autoren absolviert.

Wir haben über zehnjährige Erfahrung in Selbsthilfearbeit mit Schwerpunkt Lebensberatung.

Wir haben mehr als zehnjährige Erfahrung in der Großelternarbeit.

Seitdem wir im Ruhestand sind, nehmen wir ständig an qualifizierten Weiterbildungen teil, die über Hochschulen, Institute oder Akademien angeboten werden oder an Fachtagen des Landesseniorenrates. Wir engagieren uns ehrenamtlich in der Seniorenarbeit unseres Heimatkreises und unseres Bundeslandes Baden-Württemberg.

PUBLIKATIONEN DER EDITION GROßEL-TERNAKADEMIE

Marianne und Reinhard Kopp

Typisch Oma, typisch Opa?!
Wir Großeltern von heute

Wetten, dass Ihnen manche Seite des Großelterndaseins noch gar nicht bewusst war? Wissen Sie, was eine „Küchen-Oma" ist oder ein „Mitreißer-Opa"? Sie wollen für die Enkelfamilie gerne da sein, aber nicht vereinnahmt werden? Weil Sie sich zurückhalten, werfen Ihnen die Kinder Ignoranz vor? In unserm Ratgeber zeigen wir Ihnen, wie Sie den Spagat zwischen Enkelfürsorge und eigenem Lebensanspruch schaffen.
396 Seiten
12,99 EUR
ISBN 9-783749-471973

Miteinander, füreinander, voneinander
Wir christlichen Großeltern von heute

Ein Großelternratgeber, der sich vor allem an christliche Großeltern wendet. Wir beschäftigen uns u.a. mit dem biblischen Generationenbegriff, mit Wertewandel, aber auch mit geistlichem und sexuellem Missbrauch. Auch vom Klimawandel und seinen Folgen, sowie der Stärkung des Umweltbewusstseins ist die Rede. Es geht um ein erfüllendes, fruchtbares Miteinander der Generationen in Familien und Kirchengemeinden.
300 Seiten
9,99 EUR
ISBN 9-783751-997324

Mein liebes Enkelkind

Manche Oma, mancher Opa denkt nicht nur an sein Enkelkind, sondern hinterlässt ihm auch gerne ein schriftliches Vermächtnis. Dafür haben wir dieses Großeltern-Tagebuch gemacht. Auf 366 Seiten gibt es von uns für jeden Tag einen Impulssatz zur Großelternschaft. Um Ihnen das Schreiben zu erleichtern, schlagen wir täglich Themen vor, wie: Was ich dir gerne zeigen/erzählen würde u.a.
Ein Buch für stille Stunden der Erinnerungen.
52 Seiten
3,99 EUR
ISBN 9-783750-403321

Das ABC für Großeltern

Von A wie Achtsamkeit bis Z wie Zurückhaltung geht es für Großeltern munter durch das Alphabet. Ein paar Tipps und neue Blickwinkel zeigen, wie aufregend und perspektivreich großelterliches Leben sein kann.
68 Seiten
3,99 EUR
ISBN 9-783748-120216

Coole Großeltern

Wie müssen Großeltern sein, um bei den Enkeln als „cool" zu gelten? In diesem Büchlein verraten wir es Ihnen. Anhand verschiedener Lebenssituationen zeigen wir, wie Sie bei Ihren Enkeln noch mehr punkten können.
52 Seiten
3,99 EUR
ISBN 9-783750-403321

Neugier aufs Dessert

Keine geringere als Königin Silvia von Schweden hat den Satz geprägt: „Enkelkinder sind der Nachtisch des Lebens". Dieses und andere Zitate bedeutender Menschen haben uns bei diesem Buch inspiriert. Herausgekommen sind interessante, lesenswerte Impulse für Großeltern.
96 Seiten
4,99 EUR
ISBN 9-783751-997317

Wissen Großeltern alles besser?

Wenn Großeltern meinen, alles besser zu wissen, wird es schwierig für Enkeleltern. Wie Wissen als wichtiger Schatz von den Generationen bewahrt und genutzt werden kann.
132 Seiten
5,99 EUR
ISBN 9-783754-333068

Zueinander finden

Wege aus der Trennung von den Enkelkindern.

Ein Arbeitsbuch für Großeltern, die willkürlich von ihren Enkeln getrennt wurden. Es geht um Aufarbeitung und Veränderung, nicht so sehr bei der Enkelfamilie, vielmehr bei uns Großeltern, damit daraus vielleicht doch noch ein gedeihliches Miteinander entstehen kann.
200 Seiten
12,99 EUR
ISBN 9-783754-333082

Was Ihr Euren Kindern antut, wenn Ihr sie von den Großeltern trennt
Ein Plädoyer für die Enkel-Großelternbeziehung

Was Großeltern für Enkelkinder und deren Entwicklung bedeuten und welcher Verlust entsteht, wenn Enkelkindern diese Beziehung willkürlich gekappt wird.
56 Seiten
3,99 EUR
ISBN 9-78375-3425344

QR-Code zum BoD-Shop und den Leseproben